二魚文化

CARTE POSTALE

蚊之色變

蕭孟芳 著

目　錄

推薦序

致謝

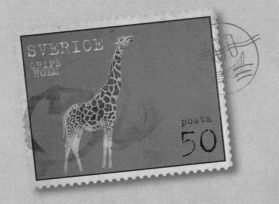

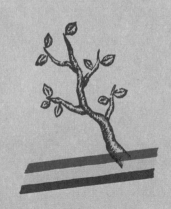

國際視野　臺灣之光

　　瘧疾是世界三大傳染病之一（另兩種是愛滋病與結核病），全球有40%的人口生活在瘧疾流行區，每年約有一百萬人死於瘧疾，其中90%是非洲小孩。擊退瘧疾是世界衛生組織千禧年八大發展目標之一。十多年前，非洲聖多美普林西比瘧疾高度流行，宗主國葡萄牙放任不管，巴西老大哥力有未逮，世界衛生組織束手無策。蕭教授於二〇〇〇年六月率團考察聖多美並適時提出協助聖多美瘧疾防治計畫，我時任衛生署署長，非常支持這個相當有意義的國際人道醫療援助，並於二〇〇二年七月親身訪問聖多美時，與聖方衛生部就瘧疾防治正式簽備忘錄。臺灣協助聖多美瘧疾防治之初期工作（2003-2005）是以室內殘效噴藥（indoor residual spraying）為主，同一時間，尚有其他國際組織分別推廣使用長效含藥蚊帳（long-lasting insecticide-treated nets）及針對預防孕婦罹患瘧疾的間歇預防性治療（intermittent preventive treatment）。

　　有鑑於瘧疾防治是一整合性的國際合作，但我方初期的單打獨鬥與聖多美的其他國際抗瘧組織幾乎不相往來，蕭教授於二〇〇七年受命赴聖多美擔任瘧疾防治駐地總主持人，協調其他國際組織（全球基金、葡萄牙、巴西）分工合作，共同為聖多美清除瘧疾而努力。蕭教授所領導的臺灣抗瘧團隊在聖多美除了密切監視瘧蚊抗藥性外，並建立瘧疾診斷參考實驗室，有效治療並追蹤瘧疾病患。同時，構建完整的瘧疾疫情通報系統，防止瘧疾敗部復活，連續三年（2007-2010）使聖多美瘧疾的發病率及死亡率均大幅減少95%，抗瘧成果不僅被世界衛生組織

瘧疾二〇一一年報引用，並贏得國際社會對臺灣人道援助的極度肯定與讚揚，認為聖多美是非洲少數進入瘧疾肅清期的國家之一。

　　蕭教授發現聖多美的甘比亞瘧蚊因施行室內殘效噴藥多年而演化出吸血行為的改變，由深夜室內的吸血尖峰時段移向夜晚（提早）或清晨（延後）的屋外偏好，這是瘧疾防治的一個警訊，也是過度依賴使用殺蟲劑的後果，在藥物壓力的選擇下，瘧蚊總會找到生命的出口。瘧蚊為求生存，必須適應環境而改變吸血習性，將使瘧疾防治面臨新的考驗與挑戰。

　　《蚊之色變》是一本蚊子科普小百科，不僅有邏輯嚴謹的科學論述，亦充滿幽默詼諧的人文觸動，反映出蕭教授多年來在第三世界參與國際醫療服務悲天憫人的情懷。蕭教授二十多年默默地為第三世界醫療奉獻，謙虛為懷，從未自我宣揚或接受表揚，以一個知識分子的良知娓娓道出三十多年從事熱帶醫學教學、研究與服務的心歷路程，希望對年輕的學子有所啟發，將關心與愛心付之行動，讓世界每一個需要醫療援助的角落都看得到臺灣之光。

李明亮

臺灣健康服務協會理事長
前慈濟大學校長
前衛生署署長

聖國瘧疾　清除曙光

　　我與蕭孟芳教授認識超過三十年，他是我的摯友和同事，我們曾經在國防醫學院共事八年，目前又同時在國立陽明大學服務。蕭教授是國內少有的熱帶醫學專家，受過正統且紮實的熱帶醫學訓練。國防醫學院畢業後，負笈至成立最久且學術聲望最高的熱帶醫學院——英國倫敦衛生及熱帶醫學院攻讀臨床熱帶醫學碩士和免疫及感染症學博士學位。學成返國後，除了在實驗室從事感染免疫研究外，亦積極走出象牙塔，在非洲的聖多美及普林西比從事瘧疾防治兩年多，且遠赴非洲、中南美洲及南太平洋等瘧疾流行區從事義診不下百餘次，其毅力和入世的學術觀令人讚嘆。

　　我亦從事蚊子研究，因此本書所敘述的聖多美瘧疾防治及海喘散藥鹽清除金門淋巴絲蟲皆有機會參與，親身體驗蕭教授為人正直且勇於任事的工作態度。我曾赴聖多美進行瘧疾防治評估三次，第一次在二○○○年夏天，參與由蕭教授所領導的專家考察團，評估協助聖國防治的可行性。考察團認為聖國因瘧疾蚊媒相單純，僅有森林型甘比亞瘧蚊，瘧疾集中流行於交通便利的沿海地區、人口不多（約十五萬人）及聖國為島國孤懸於西非海上（距非洲大陸約二二○公里）等多項有利因素，瘧疾撲滅之可行性頗高。同年九月，我代表我國出席聖國全國性抗瘧策略計畫工作技術會議，在會中極力說服聖國及與會的國際組織代表贊同我國專家考察團的主張，將聖國推行世界衛生組織的擊退瘧疾（Roll Back Malaria）方案整合為更積極的全面性綜合防治（integrated control），包括室內殘效殺蟲劑噴灑、

使用長效殺蟲劑蚊帳、高危險群（孕婦和五歲以下小孩）之預防、正確治療所有病人及衛生教育等以撲滅瘧疾。第三次於二〇〇五年再度赴聖國評估瘧疾防治成效，發現該國瘧疾的罹病率和致死率已大幅降低，已然成為瘧疾低度流行區，不過瘧疾的流行則呈不穩定狀態，例如二〇〇九年上年度的瘧疾致病率比二〇〇八年同期增加一倍，幸經緊急防治得以壓制。此一情況是相當危險的，誠如蕭教授在本書中誠懇地指出，瘧疾防治「部份成功比完全失敗還糟糕」，顯然我國協助聖國的瘧疾防治尚未竟全功，應儘早協助聖國進入瘧疾肅清期，一舉撲滅瘧疾，否則瘧疾反撲將會造成非常嚴重的後果。

　　《蚊之色變》一書，可說是蕭教授多年行醫及瘧疾防治的經驗結晶。本書既有蚊子生理、生態、生活史及傳播疾病等嚴謹的學術性闡述，亦有趣味的蚊子小品文，是一本難得兼容並蓄的蚊子書籍，值得推薦給大家。

國立陽明大學微生物及免疫學研究所教授
臺灣聯合大學系統副校長

醫療奉獻　人生哲理

　　蕭教授是我的良師也是我的益友，雖然我回國後，有很長的一段時間從事埃及斑蚊的免疫機制與基因轉殖的研究工作，由於對蚊子的長期觀察與研究，我自認為應是一位還算專業的「蚊學家」，但拜讀了蕭教授這本《蚊之色變》後，我才了解蕭教授才是真正的蚊子與相關疾病的專家，蕭教授是一位感染症臨床醫師。在臺灣，他除了教學研究外，還利用忙碌的空檔期，遍訪第三世界許多貧困國家，於了解當地的醫療資源困境與熱帶疾病的猖獗後，還願意到西非的一個小島國「聖多美普林西比」，從事醫療外交工作兩年，天天和蚊子與瘧疾為伍，除了替臺灣以最專業的態度協助聖國從事瘧疾防治與研究外，還能以一位「文人科學家」的心境，站在哲學家的觀點，從蚊子的角度看人類的愚蠢與自大，從科學家的角度看一般人類的繆誤，從政治和外交的角度看學者的無奈，從商人的投機角度看不負責任的世俗，更從古人的智慧連結到今天的頓悟。

　　這是一本科學的書，因為其中有許多數據資料都是實證科學的結果，也是一本深具哲理的散文書，帶給我茶餘飯後會心的一笑，更是一本傳記文學，但卻處處藏著能引發省思的經歷。

　　我願以最誠摯的態度向大家推薦這本蕭教授的大作，這是一本極具科學內涵與人生哲理的書，我喜歡，相信你也會喜歡。

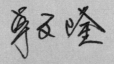

馬偕醫學院教授兼教務長
國立陽明大學臨床醫學研究所合聘教授

蚊學文學　理性感性

　　蕭孟芳教授是我的師長輩，一九八五年我到國防醫學院擔任講師教職時，蕭老師也剛好在同年從英國倫敦獲得博士學位，學成返臺貢獻所長。印象中蕭老師在國防醫學院任教時除了臨床門診，其餘時間多待在研究室內，全心全力投入熱帶傳染病的教學與研究工作，三軍總醫院許多臨床醫師都曾經在蕭老師指導下完成臨床醫學博士學位，是國內緊密結合基礎醫學與臨床科學研究的先鋒。蕭老師博學廣聞，研究強調創新與合作，曾擔任國防醫學院預防醫學研究所所長，領導的研究群涵蓋病毒、細菌、寄生蟲與病媒等各種感染症。同時，蕭老師協助醫療外交，多次赴非洲、大洋洲及中美洲執行醫療考察與流病調查任務，並曾擔任聖多美普林西比瘧疾防治計畫主持人，整合各種瘧疾防治策略與方法，將聖國最頑固的惡性瘧疾發病率從50%降至3%以下，死亡率從20%降至1%以下，豐碩成果被世界衛生組織及國際社會高度肯定。而在西非與瘧疾的對抗過程，讓蕭老師對病媒昆蟲在許多疾病傳播中扮演著關鍵性角色的體驗更加深刻。小小蚊蟲大大學問，也讓蕭老師在返國後花更多的心力研究蚊蟲，持續為防疫工作貢獻心力。

　　蕭老師總是在百忙之餘，將所學所聞化成文字，立言著書，以嘉後進。《蚊之色變》一書文筆流暢，以淺顯易懂的辭彙介紹醫學專業知識與典故分享，不僅洋溢著科學研究的嚴謹與熱誠，而且人文關懷與省思令人動容。這是一本充滿理性與感性的醫學科普書籍，值得做為通識教育之典範。

程武俊

國立中興大學昆蟲學系教授

蚊學科普　經典著作

　　蕭教授孟芳兄接受臺灣政府委任，在聖多美普林西比協助當地政府瘧疾防治期間，用心理解當地蚊媒疾病之發生，並且深入觀察當地蚊蟲之生態習性，對於相關之心得，除了紀實報導，亦從人文角度提供其個人之觀點。學術專家願為科普盡一份心力，確是件值得鼓勵與嘉許之美事！本人對蕭教授所集結成冊的書籍《蚊之色變》，除了祝福，也願給予最誠摯之推薦。

長庚大學生物醫學研究所教授

理論實務　學以致用

　　蕭教授自英國倫敦衛生及熱帶醫學院取得臨床熱帶醫學博士學位後，於國防醫學院開啟熱帶醫學研究風潮，並多次親身前往非洲、南太平洋和中南美洲等瘧疾盛行國家展開體驗、研究和執行國際醫療救援計畫，國際經驗豐富，可謂理論與實務兼具的熱帶醫學專家！本書以臨床醫師角度觀察蚊蟲的行為和生態，淺顯易懂，饒富趣味！其短文建言對年輕醫學昆蟲學研究者和國際醫療人員亦多有啟發！

國立臺灣大學環境衛生研究所

致謝

一路走來　點滴在心

　　本書能夠出版，我要感謝許多人。首先，我要向我的兩位工作夥伴，李佩紋小姐及劉家泰先生致我內心十二萬分的敬意。在聖多美普林西比協助抗瘧計畫的兩年多期間（2007-2009），因有他們的無私奉獻與熱誠參與，我們才有機會完成不可能的任務，寫下輝煌的記錄。我們的工作團隊不僅在聖多美建立有效的瘧疾疫情監測系統，並使普林西比的瘧疾防治工作達到清除前期。迄今，我們已將防治成果發表四篇論文，均刊登於國際一流學術期刊，並為世界衛生組織瘧疾年報引用。

　　正因有聖多美普林西比的駐地任務挑戰，我們才有機會從學術理論走向實際應用，也才有機會與荒謬的現實短兵相接，既是折騰也是磨練，讓我們更能體會生命的韌性與人性的溫馨。離開聖多美已三年多，但烙印在心靈深處當地的純樸與善良，每每觸動著對千里之外的記掛。午夜夢迴，小孩天真的笑容依稀可見，那是不可磨滅的記憶與永遠的懷念。

　　聖多美瘧疾防治計畫的推動，許多前輩功不可沒。前衛生署署長李明亮教授對本計畫的推動與對我個人的鼓勵與期許，讓我感受學者長者的風範當如是。前外交部駐聖多美大使柯吉生先生對本計畫的支持與無盡的關懷，讓我感觸在盡是算計與鬥爭的外交圈也有誠摯與仁厚之士。國際合作發展基金會許多默默支持我們的夥伴，我們的感謝不盡在言中。

　　我同時要向學術界的許多同事及朋友致謝，因他們的鼓勵再三與鼎力相助，不吝給予建議與指正，使本書的內容更加詳

實。秀傳醫療財團法人彰濱秀傳紀念醫院副營運長楊崑德教授提供登革熱病人皮膚斑疹照片，長庚大學生物醫學研究所陳維鈞教授提供沃爾巴克氏菌感染白線斑蚊卵細胞的電顯圖片，中興大學昆蟲學系杜武俊教授提供臺灣鋏蠓（小黑蚊）照片，疾病管制署鄧華真研究員提供矮小瘧蚊及白線斑蚊照片，舒佩芸研究員提供登革熱病毒感染蚊子細胞株的間接免疫螢光照片，以及臺灣大學公共衛生學院環境衛生研究所蔡坤憲教授提供劍水蚤照片，都使本書內容相得益彰，更加生動有趣。

　　我要謝謝二魚文化出版社編輯鄧文瑜小姐，由於她的巧思，催促二十多篇的散文跟大家見面，見證了一段過往雲煙的美麗與哀愁。

　　最後，我要感謝家人長期以來的耐心與體貼，小孩的成熟與懂事，讓我無後顧之憂，行走天涯時，總帶著他們的支持與祝福，才能有這些故事跟大家分享。

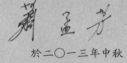

於二〇一三年中秋

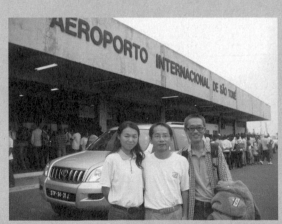

chapter 1

蚊種起源　萬蟲之王

大地被遺忘的子民

　　一九九二年我第一次踏上熱帶非洲，第一個拜訪的國家是中非共和國。在這之前，曾到過南非和埃及參加國際學術會議，不過我記得以前在英國唸書時，老師告訴我南非和北非都不算熱帶非洲。打從我於一九八二年開始在倫敦唸熱帶醫學以來，熱帶非洲幾乎每天縈繞我心頭，我對它感到既好奇又害怕。好奇的是它那一望無際的大草原，好奇那些奇珍異獸；害怕的是那疫病橫行，愛滋病氾濫，蚊蟲孳生的蠻荒之地。

　　坦白說，我雖專攻熱帶醫學，但壓根兒從來沒想到我會到熱帶非洲服務。當飛機降落中非共和國首都班基（Bangui）時，我簡直不敢相信這就是國際機場，與繁華的巴黎相比，彷彿從天堂到了地獄，機艙門一打開時，一股熱浪迎面襲來，把我從失神狀態中拉回現實。來接我的是外交部駐地的一位年輕小伙子，第一句話就跟我說：「你來的正是時候，現在是雨季，蚊蟲滿天飛，不得瘧疾才怪。」

　　長期以來，非洲被殖民政府操控，所有的外援，不是暗藏有政治外交目的，就是附帶有經濟商業利益。臺灣外交的考量，也無可厚非，所有的援助就是為了鞏固邦誼。我們可以幫忙蓋一個漁港，等到快完工時，才發現退潮時只有獨木舟才進了港；我們可以幫忙建一所高中，等到要施工時，才發現地基落差前後太離譜，於是追加龐大預算還是遲遲無法動工；我們可以幫忙建一個發電廠，等有電力供應時，才發現80％的住戶都繳不起電費；我們可以幫忙蓋一所醫院，提供現代化的醫療設備，風風光光地開辦診療中心，但就像一

個無底洞，他們永遠沒辦法自己把醫院經營起來。表面上，這些援助都是脫離貧窮的基礎建設，以改善民生，造福百姓為目的，但結果不是設計錯誤、偷工減料，就是功能不彰。所有的援助只是充實了少數特權的荷包，廣大的平民百姓如草芥，還是一貧如洗，自生自滅。更過分的是，這些特權與政客食髓知味，認為所有這些援助都是應該的而且是不夠的，是掠奪者虧欠他們的。加上過去，兩岸在外交的角力，非洲窮國樂於遊走兩岸，予取予求。像中非共和國與臺灣的外交紀錄是建交三次斷交三次。臺灣為鞏固邦交，難免會以金錢利誘，對岸為挖臺灣的牆角，也會大開支票。種種明的暗的都在助長腐敗，可說欲達到目的，不擇手段。從上到下隨時伸手向臺灣勒索，不拿白不拿的心態，蔚為不負責任的風氣。

二十年過去了，我進出有邦交國十二國的非洲到現在只剩下四國，大部分的熱帶非洲國家依然貧窮落後，疫病叢生，政治與經濟仍擺脫不了過去歐洲列強殖民的陰影。葡萄牙蹂躪聖多美長達四百多年，聖多美是葡萄牙在非洲販賣黑奴的基地，聖多美黑人溫順善良，但也非逆來順受，他們也曾反抗，也被大屠殺。即使今天已獨立超過半個世紀，殖民歲月中的悲慘與痛苦仍鮮明地烙印在斷瓦殘垣中，傷痛猶新，不知要再經過多久的世代才能消弭那記憶深處的汙辱與卑屈，在尋找自我認同的苦難過程中，不知要再等待多少時光才能讓被踐踏與壓抑的心靈獲得解放。

在熱帶非洲的窮鄉僻壤，你可以用盡辭典裡的形容詞也無法表達你內心的感受。貧無立錐，上漏下濕，不蔽風雨，衣不蔽體，嗷嗷待哺。人像動物，動物像人。你有沒有想過，在沒水沒電，家徒四壁的地方，要怎麼過日子？大多數的小

孩，每天赤腳要走好幾公里路到河邊提水，撿木材。餓了，爬上樹摘些果子充飢，也不會貪心，將整棵樹上的果子摘回家。累了，就在海邊打水仗，天真可愛的笑容，洋溢著快樂的童年。我問過當地人有關自殺的問題，得到的回答是他們沒有悲觀的權利。

　　聖多美普林西比在幾內亞灣與奈及利亞重疊的海域上，發現有豐富的石油礦產，十多年來，聖多美人一直盼望美夢成真，石油將給他們帶來財富，是他們脫離貧窮的機會。然而，蘊藏在深海底下（三千公尺以下）的黑金，開採遙遙無期。非洲人天性樂觀，凡事不急。時間對他們而言，永遠是多餘的。只是在等待中，何時才能改變呢？改變對他們是好的嗎？改變會給他們更快樂嗎？

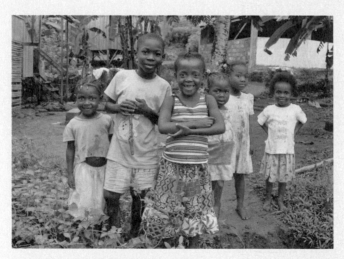

在熱帶非洲，小孩天真無邪的笑容烙印在永恆中。

被忽略的熱帶醫學

　　一九九五年十月五日自非洲奈及利亞感染瘧疾返國的某男姓病患到臺北某醫學中心急診，在尚未被診斷感染瘧疾前先被安排接受肝、腎臟電腦斷層掃描檢查。當天同一診間有十人做此檢查，其中六人接受靜脈顯影劑注射，而此六位都感染瘧疾（後來其中四位死亡）。在第一時間，當時該院趙副院長打電話問我：「這六名瘧疾病患有沒有可能是被蚊子叮咬而感染？」我明確地回答說：「不可能，因為臺灣北部根本沒有矮小瘧蚊。」此重大院內瘧疾集體感染事件被該院稱為不幸的意外，調查結果是放射診斷部門重複使用相關針筒導管，導致瘧疾感染擴散。此案經過十二年的訴訟，牽涉相關的三位醫師被判刑（緩刑）確定，而不幸的是，此期間一位年輕的女住院醫師因承受不了本案帶來的心理壓力，於事發兩年半後，在家中注射藥物自殺，令人不勝欷歔。

　　環繞此案最多的檢討固然是靜脈導管不該重複使用，無論是在什麼情況下或任何理由，都不可便宜行事。在非瘧疾疫區發生院內瘧疾感染（nosocomial malaria），幾乎都是醫源性（iatrogenic）引起的，直接經由靜脈輸液感染而發病的潛伏期縮短，發生院內瘧疾感染很快可以追蹤找出禍源。但如果這位病人不是急性瘧疾，而是愛滋病帶原者或是慢性B型肝炎或C型肝炎帶原者，這些病毒發病之潛伏期可長達數月或數年，其所造成的院內感染將是神不知鬼不覺嗎？

　　醫師面對一位從奈及利亞返國因發燒及黃疸而求診的病人，為何在第一時間沒有想到瘧疾的可能性？無論是輿論或醫界都沒有認真反省這個問題。或許有些醫師連奈及利亞在

西非也不知道，更遑論奈及利亞是瘧疾高度流行區。在歐美，從熱帶非洲返國發燒的旅客，罹患瘧疾的可能性永遠要優先排除，而瘧疾診斷只需藉助傳統的血液抹片鏡檢即可（半個小時即可知道答案），沒有理由大費周章做電腦斷層檢查。臺灣許多醫師太依賴貴重儀器檢查，病人也太相信儀器檢查才可靠，反而忽略了基本的四診望聞問切，尤其旅遊史更是重要。醫師只要花一至兩分鐘多問幾個問題，如：最近（一兩年）有沒有出國？去過哪些地方？停留多久？有沒有服用抗瘧預防藥物？打過哪些預防針（疫苗）？病人的回答幾乎就能提供醫師寶貴的診斷參考。當然，這有一個大前提，就是醫師必須具備有基本的熱帶醫學概念以及診斷瘧疾的能力。不幸的是，熱帶醫學在臨床醫學是個極冷門的領域，在感染專科裡只是聊備一格。寄生蟲學在基礎醫學也被視為過氣的學門，許多醫學院甚至將寄生蟲學併到其他學門，雖然還不至於被棄之如屣，但不被重視可見一般。

因為沒有真正碰觸問題的核心，類似的悲劇不斷重演。過去幾年，即使病人高度懷疑自己可能罹患瘧疾而提醒醫師，醫師常因瘧疾臨床症狀不典型或血片判讀錯誤而未將瘧疾列入診斷考量。一旦病人家屬控告醫師醫療過失，衛生單位官官相護，好像臨床醫師不懂瘧疾情有可原，理由竟然是臺灣每年瘧疾病例太少，醫師臨床經驗不足，非戰之過。

一個臨床經驗很豐富的醫生，最近去甘比亞義診回來，在網路分享他的行醫心得，提到在甘比亞威脅人們健康最大的傳染病是瘧疾，白天義診時他常被蚊蟲叮咬，他總是提心吊膽擔心會感染瘧疾。我給他做了簡單的回覆：「傳播瘧疾的甘比亞瘧蚊是晚上叮人吸血。白天會咬人的蚊子是斑蚊，

主要傳播登革熱及黃熱病，不會傳播瘧疾。」瘧蚊是越野賽能手，飛幾公里遠不成問題。斑蚊只是短跑健將，百公尺衝刺還可勝任。因此，防治瘧疾與防治登革熱是兩碼事。醫師不知道瘧疾是怎麼傳播的不是笑話，然而，不了解疾病的來龍去脈，怎麼防治疾病？怎麼衛教病人？難道醫師只淪為會開處方簽，頭痛醫頭，腳痛醫腳？

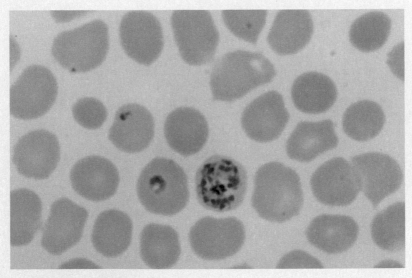

熱帶醫學的主角——惡性瘧原蟲。

氣候暖化與病媒蚊

　　普林西比島是一個世界地圖上不容易找到的世外桃源，沒有看到丟棄滿地的瓶瓶罐罐或保特瓶，也沒有處處可見的廢棄輪胎，這些都是埃及斑蚊特別喜歡的溫暖的家（孳生源），可是我們一樣可以看到埃及斑蚊快樂地在沿海漁村巡邏，這種原本適應淡水生活的白天吸血鬼，竟然可以在海岸鹹水的環境繁殖壯大。

　　氣候暖化影響降雨量的分佈，造成乾旱與洪災發生頻率的增加，而海平面的上升，使許多低海拔的小島將從此消失。這些變化必然會影響地球生態的恆定。

　　蚊蟲開放循環的體腔不具有內在的溫控機制以調節其生理溫度的改變。週遭環境的溫度決定蚊蟲的繁殖率、吸血行為及存活率，當地球氣候變暖，對許多蚊蟲而言，等於是提供有利的生存的條件，可促進蚊蟲的孳生繁衍，擴大蚊蟲的地理分佈。其中最主要的影響因素是與蚊蟲培育滋生有關的濕度與水源，決定了蚊蟲的分佈、生存與行為。環境溫度會影響蚊蟲體內致病微生物的繁殖，較溫暖的氣候會縮短致病微生物在蚊蟲體內發育的時間。

　　以瘧疾為例，惡性瘧（*P. falciparum*）又稱熱帶瘧，顧名思義，惡性瘧在熱帶非洲非常盛行，但在亞熱帶或溫帶地區則以間日瘧（*P. vivax*）為主。在溫度較高的環境，瘧原蟲在蚊體內發育所需要的時間較短。當攝氏二十度時，間日瘧原蟲在蚊體內發育需十七天才會變成具有傳染性；但在攝氏三十度時，間日瘧原蟲在蚊體內發育只需七天就會變成具有傳染性。

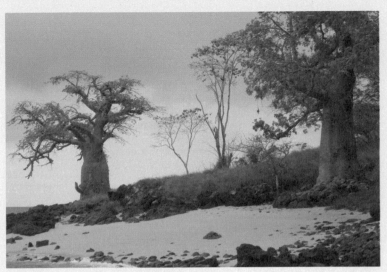

非洲聖多美島二○○八年十月之岸貌。

在攝氏三十度時，惡性瘧原蟲在蚊體內發育需十天會變成具
有傳染性；但攝氏二十度時，惡性瘧原蟲在蚊體內很難發育
變成具有傳染性。如果有一天瘧疾在臺灣死灰復燃（可能性
很低），可推測南部高雄地區將是惡性瘧的天堂，而全臺則
是間日瘧的轄區。當然，如果氣候暖化使北部地區保持高溫
常態，惡性瘧就會隨瘧蚊揮軍北上，攻陷大臺北地區。

　　近二十年來，氣候暖化對傳染病的影響一直是世界衛生
組織關心的重要議題，許多預測模式紛紛出籠，最常被拿來
當例子的是病媒蚊與疾病的關係，其中又以瘧疾及登革熱為
甚。甘比亞瘧蚊和埃及斑蚊都是熱帶蚊子，氣候暖化可使甘
比亞瘧蚊與埃及斑蚊分佈的版圖擴大，瘧疾與登革熱的流行
似乎理所當然也會惡化，科學家預測氣溫若升高二至三度，
瘧疾的盛行率會增加3%至5%，意味每年將會增加百萬個瘧

疾病例。隨著氣候變暖,蚊子在許多以前荒涼的高地也得以生存並傳播疾病。白線斑蚊原來只活動於海拔低於一千公尺的地帶,但這種蚊子已出現在哥倫比亞的安第斯山海拔高達二千公尺的地方。此外,高原瘧疾也在巴布新幾內亞、印尼和肯亞出現。這些發現似乎表示氣候暖化可使瘧疾與登革熱疫情擴散。

另一方面,近年來登革熱在中南美洲新興國家(如墨西哥與巴西)的肆虐流行,人口都市化(70%的人口集中在城市)卻可能是疫情持續不降的主要原因。至於瘧疾,近十年來,在聯合國千禧年八大目標努力下,擊退瘧疾計畫已使瘧疾發病率與死亡率明顯降低,但並無任何證據顯示氣候暖化對瘧疾防治有負面的影響。除非人類坐視不管,氣候暖化影響病媒蚊與疾病的傳播不是單方面強調溫度升高可以解釋的。

人類的行為引發了地球暖化,氣候暖化進而又對人類的行為造成負面的衝擊,無論在個人及社會層次,均可見暴力及犯罪增加。氣候暖化使地球生態改變,小至個人的生理調適不良,大至農業經濟受創,影響人民生計,社會不安,衝突必然升高。一旦公共衛生系統崩壞,醫療體系失序,病媒蚊蠢蠢欲動,疾病爆發流行在所難免。

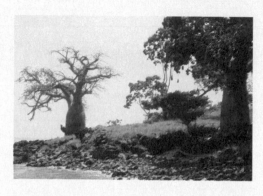

氣候暖化後,海平面升高改變非洲聖多美島之岸貌(二○○九年四月)。

26

蚊子的歷史與未來

蚊子殺手　恐龍天敵

　　盤古開天，萬物滋生，演化多樣。蚊子的演化超過四億年，比爬蟲類早了一億年，比哺乳動物則早了兩億年，盛行於一億七千萬年前的侏羅紀（Jurassic）。在加拿大發現琥珀中帶有恐龍血的蚊子是最早蚊子化石的證據，此化石存在於白堊紀（Barremian），約距今一億四千萬年前至六千五百萬年前的岩層中，當時的蚊子大小約爲現有種類的三倍大。

　　中生代既是恐龍的時代，也是昆蟲的時代，蚊子這一類吸血昆蟲在白堊紀末盛行。那時候，四季暖和，沼澤遍地，正是蚊子繁殖理想的場所。蚊子可在恐龍中傳播多種疾病，如瘧疾、淋巴絲蟲病、黃熱病、登革熱和日本腦炎等（雖然人類對這些疾病的了解是最近一百多年的事）。這些疾病對恐龍都是致命的，只要流行，對恐龍而言，絕對是個大災難，是導致恐龍滅絕的原因之一。

　　最早有蚊子出現的區域是在現今的南美洲，逐漸往北遷徙，而後又往南遷徙到熱帶地區。除南極洲外，各大陸皆有蚊子的分佈，估計

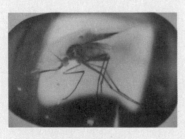

在地球上至少有三千多種蚊子存在，其中約十分之一（三百多種）會傳播二十多種疾病，數百萬人因而死亡。

琥珀中的雌蚊（雌蚊膨大的腹部，可能剛飽食一頓血液大餐），出土於多明尼加共和國（Dominican Republic），年代約為三千萬年前的漸新世（Oligocene）。在一九九三年科幻影片《侏羅紀公園》（Jurassic Park）中，科學家從有一億三千萬年歷史的琥珀中蚊子體內萃取 DNA，而後利用 DNA 選殖復製恐龍 DNA，使恐龍復活。但根據英國科學家的研究，《侏羅紀公園》中的霸王龍復活只是科幻，在現實世界中是不可能複製的，因為從琥珀遠古昆蟲中萃取 DNA 的可能性極低。

蚊子稱呼　因地而異

西元前 300 年前，亞里斯多德稱蚊子爲 empis

希臘人稱蚊子爲 konopus

拉丁美洲土著稱蚊子爲 zancudos 意爲長腳物（long-legged）

西班牙人稱蚊子爲 musketas 意爲小飛蟲（little fly）

英國人稱蚊子爲 gnats （bloodsucker ／ leech ／ midge ／ pest ／ vermin）

法國人稱蚊子爲 les moucherons 或 les cousins

德國人稱蚊子爲 stechmucken 或 schnacke

北歐人稱蚊子爲 myg 及 myyga

現在我們把蚊子分類歸爲蚊科 Culex（Family Culicidae）

英文蚊子的複數爲 mosquitoes，但在西班牙文則爲 mosquitos

瘧蚊研究　諾貝爾獎

　　在十九世紀末之前，東西方對瘧疾的認知均與「瘴氣」（濁氣）有關，中醫古籍描述爲「瘴癘」，西方則認爲是不好的空氣（malaria）造成的。近百年來，對瘧疾的研究，才對瘧疾有逐漸的了解。法國軍醫拉富郎（Charles Louis Alphonse Laveran）於一八八〇年十一月六日在北非阿爾及利亞首都阿爾及爾（Algier）從一位發高燒的士兵血液找到了神秘的瘧疾病原體。根據血液中瘧原蟲之發現，英國人曼森（Patrick Manson）於一八九四年進一步提出瘧疾是由蚊子傳播的假說，

在此之前，曼森已發現絲蟲病（filariasis）是由蚊子傳播。但曼森本人當時無法證明他的假說「蚊子與瘧疾」，因此說服在印度的英國軍醫官羅斯（Ronald Ross）做此研究。羅斯在一八九七年八月二十日從叮咬病人之瘧蚊胃壁中找到瘧原蟲。羅斯的研究將瘧原蟲、瘧蚊與瘧疾病人三者之間的關係建立起來，首度闡明瘧疾之病因，並確立瘧疾及其治療方法之研究基礎，於一九○二年獲諾貝爾獎。雖然曼森與羅斯對瘧疾生活史的研究均有重大貢獻，但獲獎的只有羅斯一人，終導致兩人不合而且互相攻擊，誠是學術界一大憾事。

事實上，羅斯在瘧蚊胃壁中找到瘧原蟲是鳥類瘧原蟲而非人類的瘧原蟲。拉富郎畢生從事致病原蟲之研究，其所發現血液中的瘧原蟲為三日瘧原蟲（*Plasmodium malariae*），於一九○七年獲諾貝爾醫學生理獎。曼森曾於一八六六至一八九○年間於臺灣打狗（高雄）任職英國海關醫官，其一生對熱帶醫學的研究貢獻卓著，被尊稱為「熱帶醫學之父」。

對瘧疾研究有貢獻而獲諾貝爾獎之學者

姓名	獲獎時間	學術貢獻
Ronald Ross	1902	發現蚊胃壁有瘧原蟲卵囊體。（1897 年 8 月 20 日印度）
Charles LouisAlphonse Laveran	1907	首度在瘧疾病患血液中發現瘧原蟲。（1880 年 11 月 6 日阿爾及利亞）
Julius Wagner Jauregg	1927	於奧地利應用瘧疾發燒療法治療神經性梅毒，此方法盛行於抗生素出現之前的 1920 至 1940 年代。
Paul Hermann Muller	1948	發現 DDT，對蚊蟲具高毒殺性。

科學研究　愛恨交加

　　蚊子是人類的衣食父母，牠永遠是對的，只有愚笨的人類，想去殺光所有的蚊子。 這不是蚊子自我膨脹的臺詞，卻是科學家矛盾的情結。蚊子對人類危害之大，生靈塗炭可說罄竹難書。科學家處心積慮要消滅蚊子，從殺蟲劑到基因改造蚊種，可是蚊子家族從來不曾變成瀕危生物。蚊子的存在，解決了成千上萬科技人員的就業問題，每年發表的相關論文數以千篇，所支持的相關產業可影響數億人的生活。沒有蚊子的世界，失業率會大幅提高，經濟惡化使人類沒有未來。因此，我們可以說，人類與蚊子是生死與共，休戚相關。

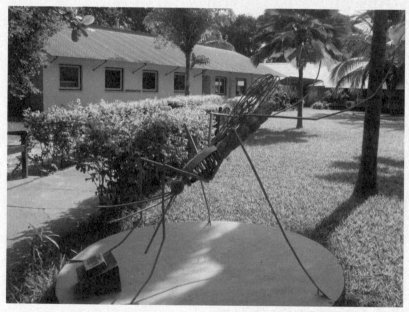

蚊子是地球上最惡毒的動物，每年奪走人類數百萬人生命。每年有三億人感染瘧疾，平均每一分鐘就有一個非洲小孩死於瘧疾。圖為在甘比亞首都班竹（Banjul）之前英國醫學研究委員會（Medical Research Council）所豎立的瘧蚊模型。

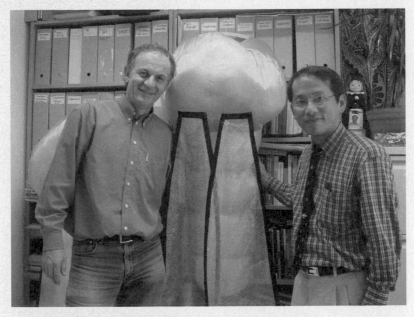

2008 年 5 月 23 日訪問瑞士熱帶及公共衛生研究所（*Swiss Tropical and Public Health Institute*）與 Christian Lengeler 教授討論非洲推廣使用長效含藥蚊帳對抗瘧疾。中間是蚊子模型為衛教宣傳使用。

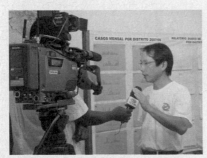

2008 年 8 月 11 日，接受英國 Sky News 專訪，介紹聖多美瘧疾防治現況。

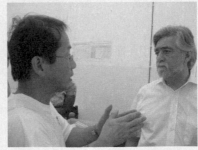

2009 年 7 月 30 日，在普林西比島與葡萄牙外交部長 Luis Amado 討論普島瘧疾進入清除期之願景。

地球暖化　北遷南移

　　對溫度最敏感的，不是北極熊，而是蚊子。只要溫度上升一度，蚊子數量就會增加十倍。氣候暖化使非洲一千七百公尺的濕冷高地，因出現瘧蚊而有瘧疾爆發。埃及斑蚊原本只居住在北回歸線以南及南迴歸線以北之間，但未來如果氣溫上升一度，埃及斑蚊就會北移南遷。在臺灣，氣候暖化可能使埃及斑蚊成功移居臺中，甚至到臺北安居樂業。在南半球澳洲北部的埃及斑蚊則會大舉南下擴大版圖。

生態變遷　疫病莫測

　　由埃及斑蚊的擴散與分佈可知熱帶地方盛行的其他蚊子（如瘧蚊）亦可成功移民到暖化變熱的區域。

　　瘧原蟲在瘧蚊體內發育與環境溫度有密切的關係。瘧原蟲在瘧蚊體內的發育速度在攝氏 26 度時最快，但最後形成具有傳染性的孢子小體之比例卻是在攝氏 22 度時最高。因此，瘧疾傳播風險應該是在攝氏 24 度時最大。但要推斷全球暖化影響瘧疾在真實世界流行的風險，還需考慮溫度變化是否會改變蚊子叮咬人類的習性。

　　理論上，全球暖化可能使瘧疾及登革熱流行的風險增大，但目前的預測模式並沒有全面涵蓋氣候變化對蚊子習性（吸血行為、產卵、幼蟲生長發育及成蚊交配）的影響。

chapter 2

傳記蚊學　多姿多彩

都要怪蚊子惹的禍

翻開人蚊大戰的歷史，就可知道蚊子的厲害。亞歷山大大帝死於瘧疾，因此有人戲稱一隻蚊子可以打垮一個帝國，而後來羅馬帝國的衰敗，也與瘧疾的流行有密切的關係。

提到蚊子，一般人是不會去想究竟蚊子有那些不同，反正蚊子就是蚊子，只要是會咬人的蚊子，管它是白的還是黑的，都是一樣可惡。蚊子專家會告訴我們蚊子有三大家族：家蚊、斑蚊及瘧蚊。其實會騷擾我們，威脅我們健康，帶給我們病痛的也是以這三大類蚊子為主。

斑蚊是在白天及黃昏吸血，但家蚊與瘧蚊都是夜行動物，夜晚至半夜是最活躍的時段。了解這一點，在瘧疾疫區旅遊，太陽西下前旭日東升後若被蚊子叮咬，不必懊惱，大可放心，絕對不會得到瘧疾。但仍要小心登革熱找上你。

瘧蚊有潔癖，喜歡乾淨的水。臺灣西部除臺南外，幾乎看不到矮小瘧蚊（*Anopheles minimus*）的蹤跡，這要拜工業化環境被污染之賜，農藥化學試劑充斥，人都會中毒，瘧蚊不也瘋狂乎？

非洲許多大城市如肯亞的首都奈洛比基本上是沒有瘧疾流行，但旅館內還是會警告外來旅客有可能感染瘧疾，備有蚊帳及電蚊香供君使用。瘧蚊是長跑健將，具有半徑3公里的續航力，可以從郊區長驅直入市區，發動夜間襲擊，若有便車搭或風力相助，進城擾民更省力。

蚊子傳播疾病相當有專一性。在臺灣傳播日本腦炎的主要是三斑家蚊（*Culex tritaeniorhynchus*），傳播登革熱的主要是埃

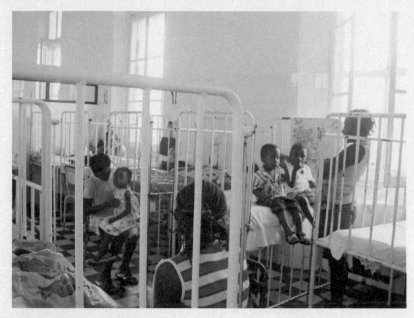

熱帶非洲兒童要活過５歲才有機會長大。

及斑蚊（*Aedes aegypti*），傳播瘧疾的是矮小瘧蚊。前兩者大家耳熟能詳，每年夏天一到全島就拉警報。矮小瘧蚊在臺灣已成少數族群，目前只見於花東及臺南等地區。

　　七〇年代，越戰期間美軍的死敵是越共，但在熱帶沼澤作戰看不見的更可怕敵人卻是瘧疾，土生土長的越共對瘧疾有半免疫力，瘧疾發作如同傷風感冒，要死也不容易；而美軍遠渡重洋，大部分人不曾領教過瘧疾的厲害，一旦遭蚊吻，瘧疾上身，病得死去活來，前往西天報到者多於戰死沙場。

今天瘧疾仍然主宰著撒哈拉沙漠以南熱帶非洲人民的命運，在熱帶非洲大多數的國家，孕婦及小於五歲的兒童是感染瘧疾最大的受害者。全球每年死於瘧疾者有百萬人，與結核病及愛滋病併列為世界三大傳染病。在聖多美讓人聞蚊色變的是甘比亞瘧蚊（*Anopheles gambiae*），具有高效率傳播瘧疾的能力。如果必須將甘比亞瘧蚊完全消滅才能根除瘧疾的話，那非洲大陸恐怕永無安寧之日。目前瘧疾清除的主軸是如何有效將傳播鏈切斷，例如：減少幼蚊孳生源、使用浸藥蚊帳防止感染、實施室內殘效噴灑阻斷傳播、治療病人防止變成無症狀帶蟲者等整合性的綜合防治。至於利用生物科技改造蚊子使之無法傳播瘧疾，或研發疫苗防止瘧疾感染等尖端武器都如火如荼地進行，希望有朝一日瘧疾如同天花一樣從地球上根除。

黃熱病與登革熱都是埃及斑蚊的代表作。巴拿馬運河開挖期間有三萬多勞工死於黃熱病，現今雖已不再大流行，但旅行者前往疫區（熱帶非洲及南美熱帶雨林）還是要出示疫苗注射証明以策安全。至於登革熱，因全球暖化而拉警報，隨著埃及斑蚊版圖的擴大將戰線延長。

一九九九年，西尼羅病毒（West Nile virus）第一次在美國紐約出現並造成爆發流行時，一度被懷疑是恐怖份子施放生物武器襲擊美國。這種原本只見於中東及歐洲的病毒可能是經由候鳥或進口的禽鳥攜帶入境，再由當地的家蚊傳播。本來受地理與環境侷限的熱帶傳染病因全球化與氣候暖化變得不可捉摸——疾病無邊界，瘟疫如影隨行。

政客比蚊子還可惡

　　上個世紀六〇年代開始的「全球瘧疾根除計畫」在非洲大陸徹底失敗的教訓，世界衛生組織痛定思痛於二〇〇〇年倡導「擊退瘧疾（Roll Back Malaria）」，經由各國抗瘧專家深思熟慮制定綜合防治計畫，希望在邁向全球瘧疾根除之最終目標前，能以一步一腳印務實的方法面對瘧疾的挑戰。

　　對付屋內型瘧蚊，當年臺灣實施DDT室內殘效噴灑為清除瘧疾立下汗馬功勞，這多少有些幸運。但要在非洲主打室內殘效噴灑對付不安於室的甘比亞瘧蚊，想走捷徑清除瘧疾，結果可能只是繁花盛景曇花一現，最後留下難以收拾的爛攤子。快速使瘧疾感染率降低固然令人欣喜，但除非能清除瘧疾且可持續鞏固成果，否則當地居民後天對抗瘧疾的半免疫力可能在數年內消失，一但瘧疾爆發流行，發病率與死亡率都會大幅攀升，哀鴻遍野，就會應驗了瘧疾防治可怕的罩門——部分的成功比完全失敗還糟糕（a partial victory over malaria could be worse than a total failure）。這種反撲現象是瘧疾流行病學免疫學家最擔心的潛在威脅。

　　事實上，沒有任何單一的方法或捷徑可以使瘧疾清除奏效。早在臺灣協助聖多美實施室內殘效噴藥之前，已有非政府組織（NGO）在聖多美推廣人們使用浸藥蚊帳，全球基金也提供多年計畫著重於診斷治療與孕婦間歇預防性治療，這些計畫都是「擊退瘧疾」綜合防治的一部分，這些互補的措施可以產生相輔相成的效果。換句話說，瘧疾防治是需要高度協調與合作的團隊工作，絕對不是單打獨鬥的個別秀。

　　好大喜功是政客的特性，有些政客御用的學者跟著起舞
更令人不齒。我方外交人員特別喜歡誇大室內殘效噴灑的成
果（這是他們重要的績效），自我膨脹久了，以為自己也已
變成專家。但後遺症來了，當地人誤以為室內殘效噴灑就可
以把瘧疾搞定，彷彿只要靠幾組噴藥工每年不停地噴藥就可
以高枕無憂，完全無視於產生抗藥性的風險及其他防治策略
的整合。我方的外交思維很現實，只要不在我任內出狀況，
短線操作是必要之急。結果，當地政客樂於將室內殘效噴灑
當做政治宣傳。詭弔的是，聖多美衛生官員根本不在乎阻斷
瘧疾傳播的另一重要策略是病人的治療與追蹤，他們不能說
出的真相是：沒有瘧疾就沒有工作（no malaria no job）。
他們的邏輯是：只要讓瘧疾繼續存在，國外援助就可以源源
不斷，清除瘧疾無異於斷了財源。他們的短視讓他們看不到
一個沒有瘧疾的聖多美會變成歐洲觀光客的度假天堂島。我
最常聽到他們說的一句話是：「我們不急，你們臺灣人急甚
麼？」好像我們援助他們還得看他們臉色，換句話說，我們必
須拜託他們幫忙我們來協助他們清除瘧疾。

　　住家是固定的，只要事先協調好，噴藥時間是按表實施，
覆蓋率不至於太低。但病人是走動的，不確定的，很難掌握
的，是否遵照醫囑正確服藥，療效如何確定？這些基本問題
需病人高度配合才能完成追蹤檢查，克服這些問題才能有效
打斷傳播鏈。瘧蚊是不可能被趕盡殺絕的，但將瘧疾病患徹
底根治，避免變成無症狀的帶蟲者（瘧蚊的感染源），瘧疾
就有被清除的希望。臺灣當年瘧疾能成功地清除，就是病患
的治療與追蹤做得相當徹底，這需要有健全的衛生醫療體系
支援。

瘧疾清除不是靠講大話、剛愎自用或政客短線操弄就可以實現的。不幸的是，某些短視又無知的外交官以自吹自捧為能事，認為瘧疾病例大為減少完全是靠室內殘效噴灑，政客們沾沾自喜將室內殘效噴灑宣傳為萬靈丹，而當地衛生官員從中央到地方則各懷鬼胎，能拖就拖，消極配合演出。我方外交官求快心切，話講得太滿，又不願意參與國際合作，只想獨攬功勞，未來想從聖多美瘧疾防治中全身而退，要找個臺階下恐怕不容易。

瘧疾防治從來就不是單純的醫學問題，是與政治、經濟、農業、教育糾纏不清的綜合體。

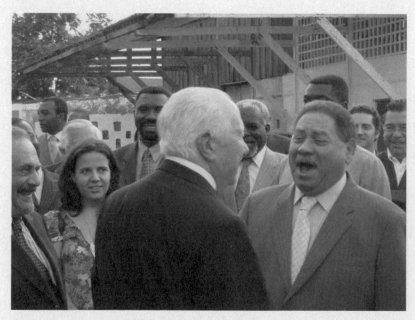

政客比蚊子更可惡——達官貴人談笑風生，百姓生活塗碳。

蚊子的習性與嗜好

蚊子特性　細細數來

　　蚊子的生活史是完全變態（holometamorphosis），包括卵、幼蟲、蛹及成蚊四個階段。一些與數字相關且有趣容易記憶的蚊子特性如下：

大小約 1 公分。

蚊子羽化 1 天後即可交配。

雌蚊一生只交配 1 次。

雌蚊的壽命約為 1 個月／雄蚊壽命約 1 星期。

空腹體重約 2 毫克。

不干擾情況下，雌蚊吸血吸到飽約 2 分鐘。

飛行速度每小時約 2 公里。

飛行距離長達 3 公里（瘧蚊），短則 100 公尺（斑蚊）。

單次飛行可持續 4 分鐘。

雌蚊每次吸飽血量約 5 微升（雌蚊吸飽血的重量是它自身重量的三倍約六毫克）。

雌蚊一生可產卵高達 6 次（在自然界約三次，但飼養則可多達十多次）。

蚊子每年造成七億多人感染疾病。

交配時間約 20 秒。

飛行時翅膀振動每秒 300 至 600 次。

蚊子雌雄　誰與爭鋒

　　蚊子公母不易以肉眼從生殖器作鑑定，但從觸角（antennae）形態可以很容易區別雌雄。雄蚊觸角的毛濃密而長，呈毛茸狀；雌蚊觸角的毛稀疏而短，呈絲線狀。蚊子觸角上的感受器，相當於鼻子嗅覺，其觸角細胞 90% 的設計，是為了偵測空氣的化學物質。

　　觸鬚（palpus）形態也可以用來區分雌雄，也可依其長短排除瘧蚊。家蚊與斑蚊觸鬚的長短可做為雌雄之區別，雄蚊的一對觸鬚長（與口器等長）且呈羽毛狀，雌蚊的觸鬚短（約口器的五分之一長）而呈條狀。但瘧蚊雌雄的觸鬚都與口器一樣長，故若要以觸鬚輔助鑑別瘧蚊雌雄，須辨識羽毛狀或條狀以區分公母。

蚊子做愛　雌上雄下

雌大雄小：交配時雌上雄下。

雄蚊：一夫多妻。

雌蚊：從一而終 [交配時雄蚊生殖副腺分泌性冷感素（matrone）注入雌蚊生殖器並封住雌蚊生殖器]。

有些雄蚊（埃及斑蚊例外）會跳群聚求偶之舞（swarming）：物與類聚，避免雜交。

一般而言，交配過的雌蚊子才會吸血。

雌蚊吃葷　雄蚊吃齋

　　雌雄蚊的飲食習慣不同，吃葷吃素　其來有自。雄蚊吃素，專以花蜜和果汁或莖葉的液汁為食。雌蚊偶而也會嚐嚐植物液汁，但因繁殖需要，一旦成親交配後，雌蚊就需要吸食動物血液來促進卵巢發育完全。少數種類雌蚊不需要吸血，吸糖水就能產卵。因此，會叮咬人吸血的只是雌蚊。雌蚊只有在下列三種情況下才暫時停止叮咬吸血：剛羽化（二十四小時後就會交配，交配完就會吸血）、已大快朵頤（吸飽血，找地方棲息並好好消化食物，約需三到四天）、以及找孳生地準備產卵（分批產卵，但半天就完成）。

　　雌蚊口器為刺吸式，由六根口針組成。雄蚊的口針退化，它的下顎短小且細弱，因無法刺入皮膚，故不能吸血。雄蚊只能靠吸食花蜜和其它植物的汁液來維持生命，壽命只有一到二星期，不像雌蚊能活一個月之久。

雌蚊產卵　擇良而棲

　　吸過血的雌蚊尋找適當產卵的地點是相當挑剔的，它們通常不會在一個地方產所有的卵，而是以跳躍的方式在多個積水容器內產卵，分散風險，使其子代有較多的存活機會。

　　積水容器內生長的細菌會散發出一種化學物質（脂肪酸與甲基酯）的混合物刺激雌蚊產卵，雌蚊可以嗅出這種化學物質而判斷這種有水的環境是適合其幼蟲生長發育的地方。這種化學物質是脂肪酸，與細菌繁殖環境水中腐敗的葉子及其他有機物有關。

蚊卵孵化爲幼蟲，幼蟲生長的新家需要有微生物供應，以滿足幼蟲生長發育所需。雌蚊辨識環境是否有利於幼蟲生長是很重要的，藉由了解雌蚊產卵之習性 可以研發一種對付雌蚊的病媒蚊控制方法。此方法一開始雖然無法防止雌蚊叮咬吸血，但藉由誘引雌蚊產卵進而毒殺之，亦可達到阻斷疾病之傳播（利他主義策略）。

弄瓦添丁　雌雄均等

蚊蛹羽化爲成蚊，雌雄比例是 1：1。在同一批蛹羽化時，通常雄蚊會先出生。但是雌雄的壽命差異大，雌蚊約爲一個月，雄蚊約爲一星期。在自然界雌雄成蚊存在的比例，大約是 5：1。

蚊子習性　內外各異

嗜人血（anthropophily）：偏好吸人血，如非洲的甘比亞瘧蚊。

嗜動物血（zoophily）：臺灣的中華瘧蚊偏好吸牛血。

屋內休息（endophilic）：偏好在室內休息如矮小瘧蚊。

屋外休息（exophilic）：偏好在室外休息如白線斑蚊。

屋內吸血（endophagic）：偏好在室內吸血如矮小瘧蚊及埃及斑蚊。

屋外吸血（exophagic）：偏好在室外吸血如白線斑蚊。

神奇唾液　小針美容

蚊微吻利，一針見血。蚊子唾液中，至少含有十多種蛋白質，具有四種生化反應。

麻痺作用

含有腺苷去胺酶（adenosine deaminase）可分解腺苷，將引發疼痛感覺的腺苷移除，故可消除痛覺。這也就是蚊子可以神不知鬼不覺地咬你一口。

血管擴張作用

含有速激胜肽（tachykinin），使微血管擴張，有助於蚊子快速吸取多一點血液。

抗凝血作用

含有腺苷酸水解酶（apyrase），此種酵素能將三磷酸腺苷（ATP）及雙磷酸腺苷（ADP）水解成單磷酸腺苷（AMP）及無機磷，可抑制血小板凝集。避免蚊子吸血時血液凝固。

發炎反應

含有吸引中性白血球的趨化因子，動員中性白血球聚集於叮咬處，造成發炎反應。腺苷可使肥大細胞釋出組織胺，引發過敏反應（癢的感覺）。這是被蚊子叮咬後知後覺的反應。

蚊子生長　冷暖自知

蚊子一般在春天開始活動，夏天達到活動高峰。冬天氣候變冷，溫度降到 10℃ 以下時，蚊子就會停止繁殖。大多數蚊種其發育之理想溫度在 25℃ 到 27℃ 之間。若溫度低於 10℃ 或超過 40℃，蚊子發育完全停止，且死亡率升高。

溫度低於 16℃，蚊子活動力大為減弱，食慾下降，不會吸血。海拔二千公尺以上的高地，不適合蚊子生長。

棲息活動　按表操課

吸血時段，各有偏好

瘧蚊是夜行動物，太陽下山後至日出前是其活動時間。吸血尖峰通常在晚上十點至午夜兩點之間，此時正是人們酣睡之時。家蚊也是夜行動物，吸血時段從黃昏到半夜。斑蚊是上白天班，典型朝九晚五上班族，白天吸血，吸血尖峰時間是下午三、四點以後。

人有政策，蚊有對策

西非有些地方的甘比亞瘧蚊吸血時間提早至傍晚時分，這可能與室內殘效噴藥或使用長效含藥蚊帳（具有驅蚊作用，使瘧蚊不喜歡進入屋內）且人們夜間戶外活動增加（因供電改善）有關。相反地，在沒有電力供應的非洲農村，瘧蚊吸血時間則延後至黎明，可能因農夫早睡早起，瘧蚊在屋外挨餓一個晚上（因屋內掛有長效含藥蚊帳或實施室內殘效噴藥，瘧蚊徘徊屋外），破曉時分，見有獵物（人）外出，機不可失，吃好道相報，改變用餐（吸血）時間。

蚊種不同　形態有別

三種常見蚊種的形態學差異，依其生長階段可明顯區分。

蚊種	瘧蚊	斑蚊	家蚊
卵	兩側具有浮囊，一個一個產在水面上。	沒有浮囊，一個一個產在乾濕交介之表面。	沒有浮囊，聚成團塊。
幼蟲	無呼吸管。休息時，與水面平行。覓食時，頭部可作180度轉動。	呼吸管短胖，尾節有叢毛一簇。休息時，成一角度倒掛於水面下。覓食時，頭部不會轉動。	呼吸管細長，尾節有叢毛多簇。休息時，成一角度倒掛於水面下。覓食時，頭部不會轉動。
蛹	呼吸管短但開闊（以肉眼不易區分）。	呼吸管介於瘧蚊與家蚊之間（以肉眼不易區分）。	呼吸管較細長（以肉眼不易區分）。
成蚊	棲息時，與平面成45度。蚊翅週邊有咖啡色斑分佈。雌雄觸鬚均與口器等長。夜間吸血。	棲息時，與平面平行。腳關節有白斑點。雌蚊觸鬚短（約口器1／5長），雄蚊觸鬚與口器等長。白天吸血。	棲息時，與平面平行。雌蚊觸鬚短（約口器1／5長），雄蚊觸鬚與口器等長。夜間吸血。

雌雄容易區別之特徵：雄蚊觸角有濃密長毛，雌蚊觸角則稀疏短毛。

瘧蚊習性　因地而異

瘧蚊有潔癖，牠們喜歡乾淨的水。五十年前瘧疾在臺灣之盛行不亞於今日之熱帶非洲。臺灣有十六種瘧蚊，但只有矮小瘧蚊被證實會傳播瘧疾。

矮小瘧蚊是個性內向型（喜歡在屋內吸血及在屋內休息），拜DDT發揮室內殘效噴灑之賜，經過十年噴藥使矮小瘧蚊族群大量減少。七〇年代臺灣開始工業化，環境受毒物化學試劑汙染嚴重，現在臺灣西部不容易看到矮小瘧蚊的蹤跡，這要拜工業化環境被污染之賜，農藥化學試劑充斥，人都會中毒，瘧蚊不也瘋狂乎？

非洲許多大城市如肯亞的首都奈洛比基本上是沒有瘧疾流行，但旅館內還是會有警告瘧疾之感染，備有蚊帳及電蚊香供君使用。瘧蚊是長跑健將，具有半徑三公里的續航力，可以從郊區長驅直入城區，發動夜間襲擊。

各地瘧蚊品種不一樣，瘧蚊吸血時間也會有所不同。例如在非洲的甘比亞瘧蚊（*Anopheles gambiae*），其吸血尖峰時段在晚上十點至半夜兩點之間，是人們熟睡時，因此使用長效含藥蚊帳（long lasting insecticide-treated nets）防護可以避免感染瘧疾；而在亞馬遜的達氏瘧蚊（*Anopheles darlingi*），其吸血尖峰時段在晚上八點至十點之間，此時段大部分的人都尚未就寢，可能還在戶外活動，因此使用驅蚊劑作個人防護，可以防止被瘧蚊叮咬。

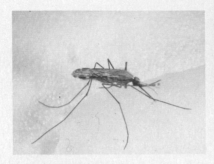

矮小瘧蚊是臺灣傳播瘧疾的主要病媒蚊,性喜乾淨孳生地,因環境生態受汙染,目前分佈偶現於花東及臺南地區。

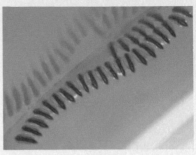

甘比亞瘧蚊蟲卵,具有浮囊,單個分開,不聚成團塊。

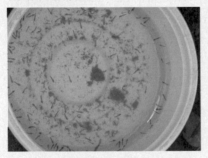

甘比亞瘧蚊幼蟲無呼吸管,棲息時與水面平行。

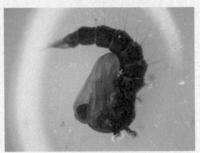

甘比亞瘧蚊蛹。

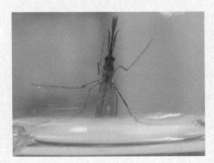

甘比亞瘧蚊蛹正羽化為雄蚊。

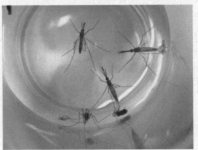

甘比亞瘧蚊——弄瓦添丁,雌雄均等,但雄蚊通常較早羽化出生,故雌蚊一出生即可與雄蚊交配。

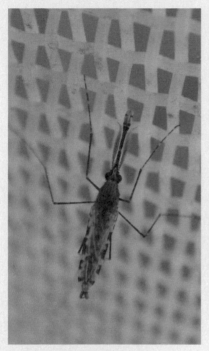

甘比亞瘧蚊雄蚊正照，觸鬚明顯。

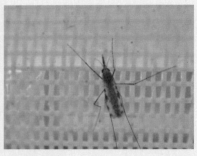

甘比亞瘧蚊雌蚊。

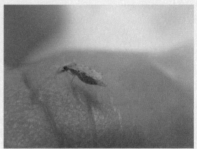

吸飽血的甘比亞瘧蚊。

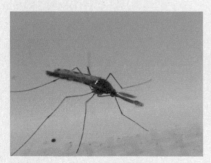

甘比亞瘧蚊雄蚊空腹（飢餓狀態）。

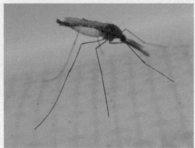

甘比亞瘧蚊雄蚊飽食（吃素，靠花蜜、汁液、糖水即可生存）。

埃及白線　各有天地

環境溫度在 25℃到 27℃時，埃及斑蚊從卵孵化到羽化為成蟲只需九天，白線斑蚊則需十四天，而埃及斑蚊成蟲的壽命可長達一個月，白線斑蚊則只約兩星期。北回歸線以南溫度較高適合埃及斑蚊孳生繁殖，若氣候持續暖化，未來埃及斑蚊可能向北部遷徙。

差異	埃及斑蚊	白線斑蚊
地理分佈	嘉義布袋以南	全臺海拔 1000 公尺以下
鑑別特徵（頭部）	白色似弦琴圖樣	正中一條白線
吸血地點	室內及室外	室外
產卵至卵孵化所需時間	2 天	3 至 5 天
幼蟲發育至蛹所需時間	5 至 6 天	8 天
蛹羽化為成蚊所需時間	1 天	2 天
成蚊壽命	15 至 30 天	18 至 20 天
棲息環境	窗簾／懸掛之暗色衣服、滋生地附近之植物或暗處（竹林或樹林陰暗處）。	廚房及浴室陰暗、潮濕、不通風的角落（臥室牆角及家具暗處）、竹林或樹林陰暗處。

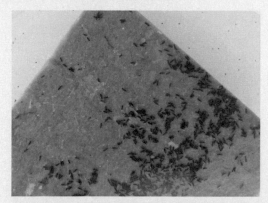

埃及斑蚊卵不僅
耐低溫且耐旱力
強，可存活長達
一年。一場及時
雨便可使卵孵化
成幼蟲（圖中白
色為剛孵化的一
齡幼蟲）。

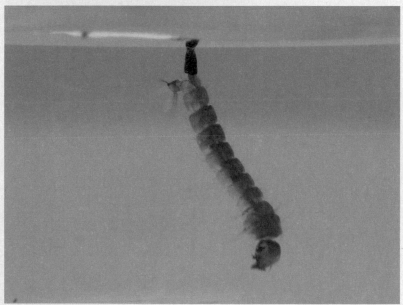

埃及斑蚊幼蟲呼吸管比家蚊短且胸部較窄少毛，在上升水面時，游動緩慢。靜止時倒掛水面下。

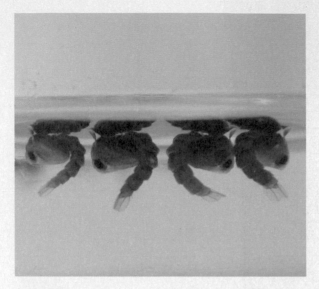

埃及斑蚊蛹。

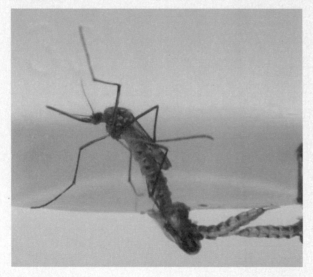

羽化中的埃及斑蚊。

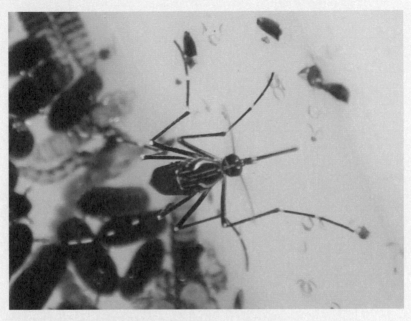

埃及斑蚊雌蚊（頭部有狀似弦琴之白色明顯線條）。

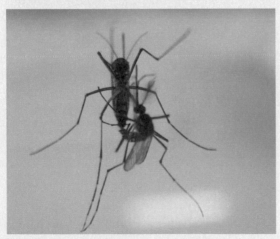

埃及斑蚊交配：雌大雄小，雌上雄下，埃及斑蚊在狹窄的空間即可完成交配，交配時間約 20 至 30 秒。

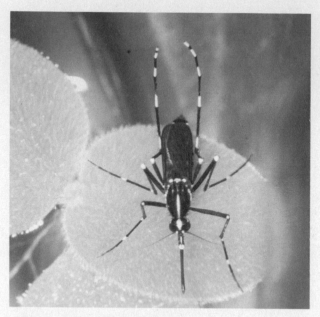

白線斑蚊（頭部正中有一條明顯的白線）。

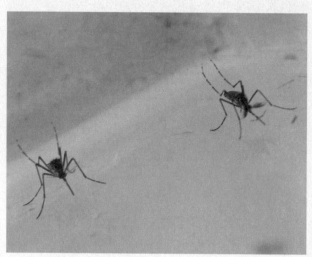

埃及斑蚊：雄蚊觸角
的毛多（右），雌蚊
觸角的毛少（左）。

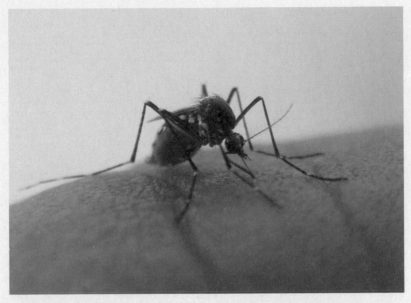

埃及斑蚊雌蚊尋獲吸血對象：交配過的雌蚊，必須吸血才能獲得足夠的營養（蛋白質）以產卵。在不干擾的情形之下，埃及斑蚊吸血吸到飽，需費時兩分鐘。埃及斑蚊警覺性高，稍有風吹毛動，即脫離目標物，伺機再襲。故埃及斑蚊要吸血吸到飽，往往需叮咬吸血多次才能滿足。白線斑蚊則不似埃及斑蚊警覺，較容易被發現而被打死。從傳播登革熱的角度看，埃及斑蚊比白線斑蚊更有效率。

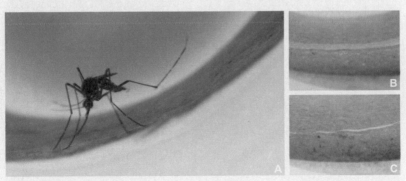

埃及斑蚊產卵連續圖：埃及斑蚊吸血後，約經過 2 到 3 天的消化，開始尋找產卵地點。偏好於水邊粗糙物體表面產卵，一次產下一個卵 (A)，一次約產下 20 至 30 個卵，然後再異地產卵，具有分散性產卵行為，降低環境不利之風險。剛產下的卵是白色 (B)，約半個小時後，卵顏色開始變黑 (C)。埃及斑蚊卵耐乾燥的環境，可存活至少 6 個月以上。

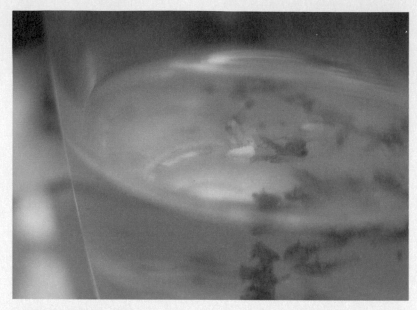

剛產出的熱帶家蚊卵塊呈白色。

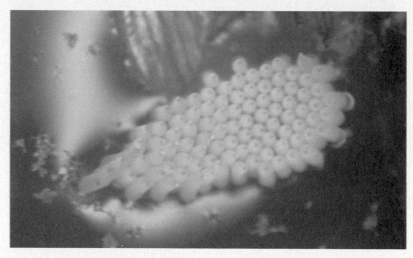

剛產出的熱帶家蚊卵塊呈白色（放大圖）。

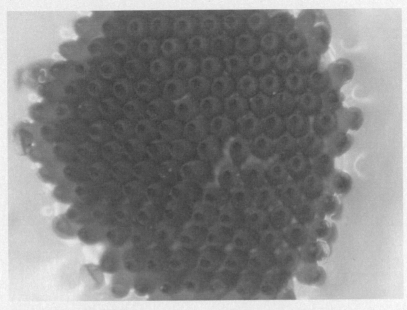

約半個小時後，熱帶家蚊卵變黑。

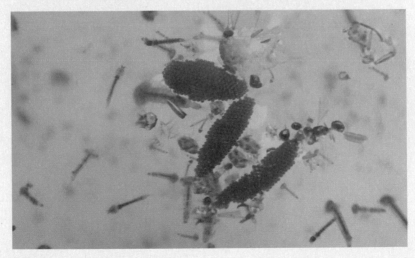

從田野撈捕回來的熱帶家蚊卵（成塊狀）。

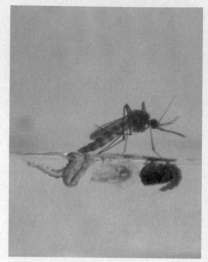 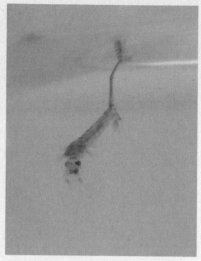

左邊是羽化的熱帶家蚊，右邊是蛹。

熱帶家蚊四齡幼蟲，呼吸管較斑蚊長且胸部寬而多毛，能快速游動往水面上升，靜止時則倒掛水面下。

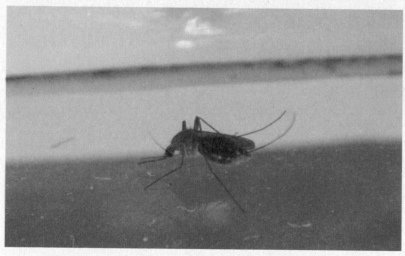

吸飽血的熱帶家蚊躲在門框角落休息，好好消化一下一頓豐富的大餐。

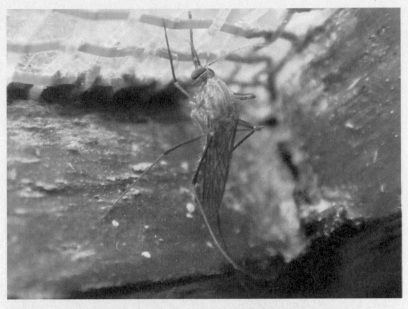

清晨時分，一隻產完卵的熱帶家蚊正依著紗窗休息，正等著夜晚來臨，再度出擊。

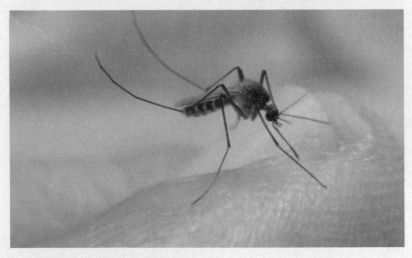

飢餓空腹的熱帶家蚊雌蚊：短的觸鬚清楚可見。

蚊子吸血　排班上班

　　不同的蚊子，吸血有其偏好時間，且吸血地點亦有偏向室內（內勤）與室外（外勤）之分。地下家蚊白天晚上都會吸血。

排班	白天班（朝九晚五）	小夜班（黃昏後）	大夜班
蚊種	埃及斑蚊 白線斑蚊 地下家蚊	三斑家蚊 白腹叢蚊 中華瘧蚊 地下家蚊	熱帶家蚊 矮小瘧蚊 地下家蚊

　　小黑蚊（臺灣鋏蠓）不是蚊子，但與斑蚊吸血習性相似，亦是朝九晚五的白天吸血鬼。

家蚊處處　四海為家

　　臺灣常見的家蚊有四種（熱帶家蚊、地下家蚊、三斑家蚊及環蚊家蚊），其中地下家蚊（*Culex pipiens molestus*）是從溫帶（日本）移民來臺的外來種，不吸血就可以產卵，孳生地是大樓地下室及下水道，白天晚上都會叮咬吸血，不受光週期的影響，且在冬天更活躍。地下家蚊與熱帶家蚊兩者形態學不容易區分，是同種但是不同亞種（subspecies），理論上是可以交配產生下一代。

素食蚊子　無害蚊子

細竹土蚊（*Topomyia yanbarensis*）幼蟲之孳生的是竹洞，雌成蚊並不吸血，而是以植物汁液中的醣類爲營養；另一種蚊子稱爲曲喙竿蚊（*Malaya genurostris*），其幼蟲孳生於姑婆竿的葉腋積水處，雌成蚊子也不吸血，而以附近一種特別的螞蟻口中的蜜爲主食，可說芋蚊與螞蟻共生。

巨蚊剋蚊　反咬一口

金腹巨蚊（*Toxorhynchites Splendens*）是世界上已知最大的一種蚊子，是一般蚊子的剋星，其幼蟲會捕食其他種蚊子的卵及幼蟲，故有蚊子捕食者之稱。但其雌蚊不吸血。

二〇一三年美國佛羅里達州中部地區出現一種體型超大，名爲加崙吸血鬼蚊子（Gallinipper mosquito）的蚊子，學名爲美洲巨蚊（*Psorophora ciliate*），其大小約爲普通蚊子的二十倍。此種巨蚊攻擊強且吸血量多，叮咬其痛無比，彷彿被刀子刺到一樣。佛羅里達州原本沒有這種巨蚊，推測可能是黛比熱帶風暴（Tropical Storm Debbie）帶入佛羅里達中部。此種巨蚊實在太大了，除非你睡著了或你心甘情願被牠咬一口，否則很難被牠偷偷咬一口。所幸，此種巨蚊不會傳播疾病。而且，牠也會攝取一般蚊子的卵，可降低一般蚊子的族群。

臺灣蚊種　各領風騷

地下家蚊是熱帶家蚊的近親，由日本移民來臺，形態學不易與熱帶家蚊區分，但在冬季生長旺盛，且在公寓大廈之地下室汙水槽與化糞池等孳生適應良好，目前尚無證據可傳播疾病。臺灣的中華瘧蚊吸血對像主要是牛，不吸人血，故不會傳播瘧疾。白腹叢蚊可見於平地至低海拔山區，喜歡陰暗潮濕的樹林或草叢，雌蚊於戶外叮人吸血，但不會傳播疾病。

臺灣常見蚊種

蚊種	傳播疾病	孳生源	吸血時間
熱帶家蚊	血絲蟲病	污水、地下室積水、水溝	夜晚
地下家蚊	無	地下室污水槽、化糞池	夜晚
三斑家蚊	日本腦炎	水田、灌溉溝	黃昏
環紋家蚊	日本腦炎	水田、灌溉溝	黃昏
埃及斑蚊	登革熱、屈公熱	人工容器	白天
白線斑蚊	登革熱、屈公熱	人工容器、樹洞、竹筒	白天
白腹叢蚊	無	化糞池，豬舍	黃昏
中華瘧蚊	無	水田、灌溉溝	夜晚
矮小瘧蚊	瘧疾	溪流	夜晚

chapter 3

蟲媒疫病　風聲鶴唳

臺灣瘧疾清除奇蹟

臺灣在上個世紀六○年代，曾經是瘧疾肆虐區，我們很難想像在那個年代，平均每七個人就有一個感染瘧疾。我們接受美國洛克斐洛基金會的援助，經過八年的 DDT 室內殘效噴藥及嚴密的病患追蹤治療，終於在一九六五年十一月一日為世界衛生組織正式宣佈為無瘧區（malaria free），亦即今天世界衛生組織更新定義為瘧疾清除（elimination），不再有本土病例流行。世界衛生組織在六○年代的全球瘧疾根除計畫中主打 DDT 的室內殘效噴灑，的確有一些國家（包括臺灣）及地區的瘧疾被清除，但在廣大的熱帶非洲卻毫無進展，甚至每況愈下，要讓瘧疾這古老的傳染病從地球上消失——連根拔除——根除（eradication）根本就是不可能的任務。臺灣瘧疾清除的成果受到世界衛生組織的肯定，我們引以為豪，希望推銷臺灣抗瘧經驗，以為別的國家只要以臺灣為師，清除瘧疾就指日可待。然而，在這成功的背後，有些不足外人道的小故事。

其實不同地區的瘧疾流行病學差異很大。全球已知有四百多種瘧蚊，其中被証實可以傳播瘧疾的主要瘧蚊有二十八種，次要的有四十種。過去在臺灣傳播瘧疾的主要病媒蚊是矮小瘧蚊（*Anopheles minimus*），而在瘧疾流行的非洲大本營，主要的病媒蚊是甘比亞瘧蚊（*Anopheles gambiae*）。矮小瘧蚊與甘比亞瘧蚊的習性有很大的不同，矮小瘧蚊是偏好屋內吸血及棲息，個性內向是典型的室內型，室內殘效噴藥很容易發揮作用。而且當時瘧蚊對 DDT 尚未產生抗藥性。相反的，熱帶非洲的甘比亞瘧蚊及其他瘧疾流行區的病媒蚊通常在屋內吸血的比率不到一半，吸完血又喜歡飛出屋外串門子，

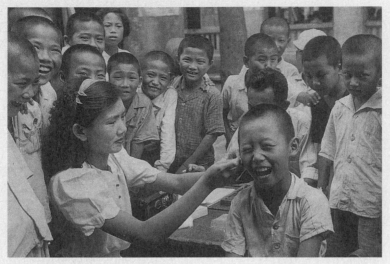

上個世紀五〇年代臺灣兒童接受瘧疾普檢。

個性外向屬於室外型，實施室內殘效噴藥往往是事倍功半。

　　實施 DDT 作室內殘效噴藥最大的困難就是需要民眾的配合，當年還是戒嚴時期，民眾對政府的政令沒有說不的權利，也不可能有抗爭不合作的運動。清除瘧疾對國民健康絕對是好事一樁，沒有理由質疑它有問題。問題是 DDT 的毒性太強，化學性質穩定不易分解，一旦汙染環境，藥物殘效久久遠遠。因為是室內殘效噴藥，所以牆面牆角牆緣到處都有 DDT 的蹤跡，老鼠在屋內沿著牆緣牆角穿梭，皮毛就會沾上 DDT。當時的貓沒有今天幸福，三餐必須靠自己打點，許多貓因捕食這些沾有 DDT 的老鼠而中毒死亡。臺灣民間的習俗是將死貓掛在樹頭，而死貓之多，在當時南部的縱貫路（當年的省道）上兩旁樹頭掛滿死貓，蔚為奇觀。DDT 對老鼠與貓的為害是如此，人呢？孕婦跟小孩呢？有多少畸型兒是 DDT 造成的？有多少人因 DDT 慢性中毒而不知？成功的故事背後有多少辛酸事？或許永遠沒有人可以回答這個問題。

　　臺灣矮小瘧蚊的孳生地是緩慢流動乾淨的溪流，臺灣西部的河川幾乎已經污染殆盡，除了臺南地區外，幾乎看不到矮小瘧蚊的蹤跡，即使好山好水的花東地區，矮小瘧蚊的族群也是寥寥可數。換句話說，每年即使有多例境外移入瘧疾病患，只要好好追蹤治療，不必擔心瘧疾在臺灣會捲土重來。有人開玩笑說，當非洲大陸被化學毒物汙染夠嚴重時，就不用擔心瘧疾爆發流行了。

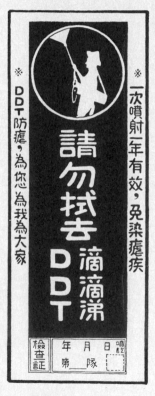

※ 一次噴射一年有效，免染瘧疾
※ DDT 防瘧，為您為我為大家
請勿拭去 滴滴涕 DDT
檢查証　年　月　日　噴訖
第　　隊

DDT 噴藥標語。

藥鹽清除淋巴絲蟲

　　淋巴絲蟲病（lymphatic filariasis）也稱血絲蟲病，或稱象皮病（elephantiasis），是世界衛生組織登記在案列管的五大寄生蟲病之一。全球流行區域涵蓋七十三個國家約有十四億人口受到感染的威脅，目前感染人數超過一億二千萬人，其中四千萬因肢體變形殘障而無法工作或正常生活。家蚊及瘧蚊是傳播淋巴絲蟲病的病媒蚊，除了常規的病媒蚊防治外，世界衛生組織在各國流行區推薦全面投藥（mass drug administration），推動疫區的人們全部服用預防藥物以控制疾病的盛行。

　　一八七七年，英國曼森（Patrick Manson）醫師（熱帶醫學之父）在廈門行醫，發現其所診治的病人中約有10%是血絲蟲病，後來他證明淋巴絲蟲病是當地的熱帶家蚊傳播的，也是第一個發現蚊子傳播疾病的科學家。中國大陸的血絲蟲病盛行於沿海各省，而金門與廈門隔海相望，福建又是血絲蟲病的主要疫區，二十世紀六〇年代國共隔海對峙，金門有大量駐軍，為保障國軍健康及避免血絲蟲病擴散至臺灣本島，國防部委託國防醫學院許雨階及范秉真兩位教授調查金門血吸蟲流行概況並提出防治對策。一九五二年在大小金門調查發現血絲蟲病之盛行率分別為19%及6%，致病的寄生蟲均為班氏血絲蟲（*Wuchereria bancrofti*）。因為超過八成的感染民眾未曾離開過大小金門，可以確定當時的血絲蟲病已在大小金門生根，是本土的傳染病。經過治療追蹤，一九六〇年金門血絲蟲病的盛行率仍有8.5%。從一九七〇年開始，在大金門啟動全面治療及蚊蟲防治計畫，但因治療服藥期長達十到十二天，且有60%的患者服藥後出現發燒、頭痛、噁心、

關節痠痛等過敏反應，導致部分病患拒絕服藥，治癒率只有80%，許多治療不全的帶蟲者成為漏網之魚，成為疾病防治之死角。

有鑑於此，范教授於一九七四年規畫以海喘散〔(Hetrazan) Diethylcarbamazine)〕包衣藥鹽在金門推行全面治療血絲蟲病，並以小金門為先鋒試驗區。開始全面服用藥鹽之前，小金門血絲蟲病之盛行率為9.6%，熱帶家蚊之自然感染率為5.1%。小金門全體軍民服用海喘散包衣藥鹽半年後，一九七五年六月普檢時已無血絲蟲陽性病患，顯示海喘散包衣藥鹽治療效果非常良好。因此，於一九七七年上半年，開始將海喘散包衣藥鹽治療法擴大至大金門，治療半年後，採血篩檢結果全為陰性，所採集熱帶家蚊體內也未再發現血絲蟲。一九八〇年，金門全島普檢結果未發現陽性病例，顯示大小金門之血絲蟲病已完全清除。

班氏血絲蟲的幼蟲稱為微絲蟲（microfilaria），白天躲在肺臟微血管做有氧運動，晚上跑到周邊血液散步，此種習性在醫學上我們稱之為夜間週期性（nocturnal periodicity），這也是造物者神奇的地方，瘧蚊及家蚊都是夜間吸血，符合其生理節律。血絲蟲幼蟲長大後變為成蟲會搬家定居在淋巴結，這也是為何稱為淋巴絲蟲病的原因。血絲蟲成蟲長期賴在淋巴結不走，人體免疫系統當然也會抗議，給點顏色瞧瞧，於是就會引發炎症反應，白血球圍剿絲蟲並發動長期抗戰，終導致組織損傷而纖維化，淋巴循環堵塞，淋巴回流不順或不通，使肢端腫脹，尤其下肢浮腫像大象的腿，故又稱象皮病。睪丸象皮腫也是淋巴絲蟲病的併發症之一，記得有一次到日本開會，參訪長崎熱帶醫學研究所，看到一禎照片顯示一個

象皮病病人睪丸腫脹大到出門時，需有兩個人拿著扁擔扛著睪丸才能行動。這雖然有點誇張，但在流行疫區，慢性感染的象皮病病人的生活是相當悲慘的。

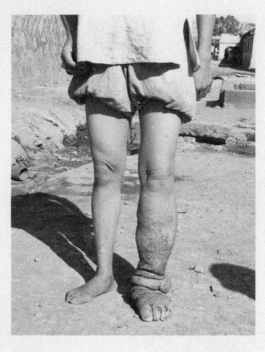

象皮病。

因為斑氏絲蟲的夜間週期性，若白天檢查病人做血液抹片肯定看不到微絲蟲的蹤跡，於是採血做抹片檢查病人是否有血絲蟲感染必須在夜間實施。各位年輕朋友可能已經忘記國共惡鬥時金門處境之險惡。一九五八年八月二十三日下午六點半，金門對岸的中共突然砲火猛射，在一個多小時內，向金門發射三萬多顆砲彈，開啟歷史上著名的八二三炮戰，也是臺海第二次危機的開始。炮戰持續到隔年一月七日，總計落在金門等地的砲彈數量超過四十萬枚。但炮戰並沒有停止，隨後中共片面宣佈「雙打單不打」，即逢單號日就休息不射擊，此種拉鋸砲戰一直持續到一九七九年一月一日，美國與中共正式建交為止，前後長達二十年。范教授在世時，曾告訴我，當年他還年輕，常常搭軍機到金門，當時的運輸機老舊，外面若下雨，機艙內就漏水。到了

金門，採血檢查都必須在晚上工作，而且有時還得摸黑進行，好幾次，對岸打過來的砲彈就落在附近，他都命大逃過數劫。

　　金門淋巴絲蟲病得以防治成功，以海喘散包衣藥鹽全面投藥成功之關鍵，在於當時是戒嚴時期，是軍政府時期，大小金門所有的物資全部由臺灣管控，不可能有其他旁門走道可以互通有無。戒嚴時期，行政命令就是法律，違者以軍法伺候，故所有規定很容易執行，老百姓必須照單全收，不得有異議。如果換成今天要推行同一防治計畫，恐怕人體試驗委員會那一關就過不了。

　　淋巴絲蟲病在金門得以清除完全是國人一手完成，尤其是在那艱苦的年代。這也是學者走出實驗室，完成不可能的艱鉅任務，然而這段罕為人知的血淚醫學史卻沒有得到應有的回饋。一個學者窮其一生，如果能做一件對人類社會有意義的事，比發表上百篇只能拿來升等的論文有更深層的意義，這應該是年輕學者好好深思的問題。

奎寧金雞納樹傳奇

在奎寧金雞納（*Cinchona quinquina condaminiae*，1742）還沒被瑞典植物學家林奈（Carolus Linnaeus）正式命名前，這種植物的樹皮是南美秘魯及玻利維亞原住民長期以來用於治療感冒發燒寒顫之天然草藥。十七世紀時，已住在秘魯利馬多年的耶穌會傳教士莎倫布諾（Agostino Salumbrino，1561-1642）本身是藥師，注意到這種當地稱為發燒樹（fever tree）的樹皮可以治熱病，告訴正在墨西哥及秘魯探勘的耶穌會弟兄可波（Barnabé de Cobo，1582-1657），請可波帶一些樹皮回西班牙（1632），並經西班牙傳入羅馬及義大利其他地區。當時的羅馬正苦於熱病的肆虐，而這種熱病可被傳教士帶回的樹皮（Jesuit's bark）所治好，此種可為傳教士樹皮治癒的熱病當時被歸因於不良的空氣（malaria）所引起，也就是今天我們所說的瘧疾－由瘧蚊傳播的一種熱病，與空氣無關。

西班牙人於十六世紀初（1528）征服印加王國，開始殖民秘魯。十七世紀四〇（1640s）年代，駐祕魯的西班牙總督夫人——金雞納伯爵夫人（Countess of Chinchon）罹患寒熱重病，病危之際，服用了當地印地安人提供的樹皮藥粉而竟然痊癒（一百年以後，林奈以此女伯爵的名字將這神奇的樹命名）。因熱病疫情蔓延，這種神奇的樹皮大量輸入歐洲，正如古今中外奸商無所不在，許多劣質品魚目混珠也不足為奇了。十八世紀中葉，法國植物學家孔達明（Charles Marie de La Condamine）在祕魯山區採集標本並鑑定樹種，發現三種金雞納樹物種。其他學者後來陸續發現更多的金雞納樹物種，目前已知至少有三十八種。不同樹種的樹皮對瘧疾的療效差異很大，其中以孔達明所發現的樹種對瘧疾的療效最好。

金雞納樹皮一躍成為熱病的救命仙丹，一八二〇年法國化學家貝雷提耶（Pierre Pelletier）及卡面圖（Jean Caventou）從金雞納樹皮中分離出可以治療瘧疾的有效成份，將之命名為奎寧（quinine），意思是源自印加土語的樹名 quina-quina（秘魯印地安人稱樹皮為 quina）。奎寧之提煉及純製需大量的金雞納樹皮，巨大的需求使南美金雞納樹原生地（祕魯與玻利維亞的亞馬遜河沿岸）受到嚴重的破壞，加上士兵死於熱病比死於子彈還多，金雞納樹皮變成重要的戰略物資。十九世紀初，西班牙人為獨霸市場，秘魯及周遭國家開始禁止輸出金雞納樹種子及幼苗。不過，英國人在赤道附近的錫蘭（斯里蘭卡）將金雞納樹育種成功並推廣種植，荷蘭人也在爪哇種植成功。從此，金雞納樹皮的供應中心由南美轉移到亞洲。

有了奎寧可以治療瘧疾，讓歐洲列強如同吃了定心丸，在非洲殖民地的獵奪更是無法無天。第二次世界大戰時，因戰爭的風險與海運的封鎖，金雞納樹皮取得不易，奎寧生產也大為減少，激發了化學合成奎寧的急迫性。一九四四年，美國化學家伍德沃德（Robert Burns Woodward）及德爾寧（William von Eggers Doering）在哈佛大學成功地以人工方式合成奎寧。從此，奎寧不再需要由金雞納樹皮萃取。然而，早在一九三四年，意大利人安德沙克（Hans Andersag）及其同事在拜耳（Bayer）實驗室就已合成氯奎寧（chloroquine），但因毒性太大而放棄繼續研究。被忽視十年後，在第二次世界大戰期間，美國政府重新支助研究，才發現氯奎寧是非常有效的抗瘧藥物，不但可用於治療而且可做為瘧疾預防。氯奎寧在二戰後成為抗瘧最重要的藥物，但也因廣泛使用，瘧原蟲對氯奎寧的抗藥性於一九七〇年代在中南半島出現，逐漸擴散全球，迄今，氯奎寧在熱帶非洲、亞洲及大洋洲的惡

性瘧流行區，已經是英雄無用武之地。美軍在越戰期間，飽受瘧疾之苦，雖也成功開發一些新的抗瘧藥物，但都經不起瘧疾抗藥性的挑戰，至今可說幾乎全部斷羽而歸。此期間，中國大陸也積極從中醫典籍中尋找抗瘧草藥並加以萃取純化，青蒿素成為現今世界衛生組織指定的抗瘧王牌藥物，可說是大器晚成（詳見〈大器晚成的青蒿素〉一文）。

奎寧既然可以治療瘧疾，英國人認為應該也可以用來預防瘧疾，異想天開，將碳酸水與奎寧混合製成通寧水（tonic water），供給英國士兵飲用，以期預防瘧疾，保持戰力。但通寧水實在太苦難以下嚥，因此，英國士兵將通寧水與琴酒混和以降低苦味。後來這個配方傳回英國本土，即今日常見的雞尾酒──琴通寧（gin and tonic）的始祖。奎寧用於治療瘧疾，劑量很高（每次二百毫克，一天三次），而每一百毫升的通寧水中的奎寧含量不到十毫克。而且，奎寧在血液中的半衰期很短，約只有四至六小時，不適合用於預防用藥（理想的預防抗瘧藥物應該是半衰期長，每天或每星期只服用一次即可，而非每四至六小時須服用一次）。現今市面上的通寧水已與當年迥然不同，為改善口感，製造商除了加入糖類外，也多了檸檬及萊姆的水果香，而且奎寧的含量極低（美國食品藥物局規定不得高於83ppm，不具抗瘧療效），只為保存那種令人懷念微微甘苦的奎寧特殊味道。

中醫古籍有許多記載敘述中草藥可以治療瘴瘧，如中國古代藥物化學大師葛洪（東晉，283-343），在其《肘後備急方》一書中說：青蒿一握，水一升漬，絞取汁服，可治「久瘧」。然而一六九三年，當清朝康熙皇帝罹患瘧疾時，群醫還是束手無策，康熙不顧御醫阻攔，接受法國傳教士的建議，服用

從法國帶來的金雞納霜而治癒。一九七二年中國科學家從青蒿中提煉出抗瘧的主要成分青蒿素並公布於世，離奎寧從金雞納樹萃取整整差了一五〇年。或許奎寧在抗瘧的舞臺上即將功成身退，當我想起聖多美咖啡山上那棵孤伶伶的金雞納樹，每個到訪的朝拜者就在它身上挖點樹皮嚐嚐它的苦味，留下滿目的創傷，是美麗也是哀愁。

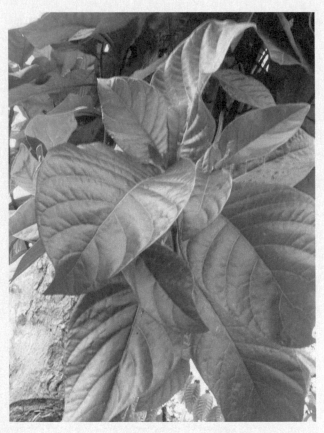

金雞納樹。

大器晚成的青蒿素

　　二十世紀的六○年代初，全球瘧疾流行方興未艾。在瘧疾盛行的中南半島越南，美軍介入越戰（1965-1973），交戰的美越雙方皆深受瘧疾之害。擁有抗瘧特效藥，成為決定美越兩軍勝負的關鍵因素。為了開發新的抗瘧藥物，美國不惜投入大量人力物力財力，從二十多萬種化合物中篩選出一些具有抗瘧潛力的候選藥物，但最終找到幾種的抗瘧新藥，也是曇花一現，經不起瘧疾抗藥性的考驗。當時在中南半島，瘧疾對氯奎寧（chloroquine）普遍已產生抗藥性，而奎寧（quinine）獲得不易，使北越勢必求助於中國。一九六七年，中國大陸文化大革命如火如荼，全國所有的科學研究工作都停頓癱瘓。但毛澤東與周恩來啟動援外備戰的緊急軍事科學研究任務，匯集全中國的科技力量，目的是開發抗瘧新藥。因為是在一九六七年五月二十三日於北京召開全國瘧疾防治研究會議。故以五二三作為當時開發瘧疾新藥任務的代號。

　　在執行代號五二三任務的十多年中，這史無前例的全中國大規模合作研究中，共有來自中國大陸各研究單位超過五百多位的科技研究人員參加，有一萬多個化合物被合成，有四萬多種中草藥樣本經過篩檢，最後，在六百多種與抗瘧有關的中草藥中，測試了一千多種具有抗瘧潛力的化合物，流傳中國古籍千年的抗瘧青蒿（Artemisa annua），終於為現代實證醫學所印證，抗瘧新藥青蒿素（qinghaosu / artemisnine）的誕生是中醫科學化最令人鼓舞的突破。二○一一年，參與開發青蒿素新藥有功之一的藥學家屠呦呦女士榮獲美國拉斯克（Lasker）獎，此獎對學術成就之肯定可媲美諾貝爾獎。然而，如同諾貝爾獎，亦有遺珠之憾。屠女士

之獲獎也備受議論，從所引發的爭議中，不難看出青蒿素發現過程的鬥爭情結，雖然當年參與的研究人員大多垂垂老矣或已不在人世，但青蒿素之發現卻因屠女士獲獎而再度餘波盪漾。科學家也是凡人，一樣會名利薰心，學術競爭，耍些手段，中外皆然。畢竟這是學術論劍，無關品德高尚或做人是否厚道。

獲獎最大的爭議是屠呦呦既不是最先發現青蒿萃取物有抗瘧作用的人，也不是首先將抗瘧有效單體分離出來的人，與她共事的同事認為這些研究成果根本不是在她指導下獲得的。況且屠女士為人孤僻，將青蒿素研究這個議題視為禁臠，不許別人碰這個研究。不要說其他單位，就是同單位的人也多對她不滿。最後把功勞全歸給她一人，不但不公平且不合理，更與歷史事實不符。

青蒿是屬菊科的一年生草本植物，常見於中國南北各地。西元前二世紀，中國先秦醫方書《五十二病方》早有青蒿之記載；西元三四〇年，葛洪（東晉，283-343）在所著的中醫方劑《肘後備急方》一書中，首度敘述青蒿抗瘧之功能；明李時珍的《本草綱目》也提及它能治瘧疾寒熱。青蒿萃取物中至少含有七種結晶化合物，

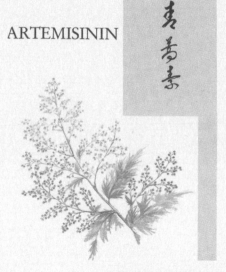

ARTEMISININ

青蒿素

中國傳統草藥青蒿的故事。

但只有一種結晶是青蒿素，只有確定有臨床治療效果才能證實其抗瘧作用。然而，白色結晶的青蒿素到底是誰先分離出來的，卻頗有爭議。

依屠女士的說法，一九七一年下半年，她讀到《肘後備急方》之〈治寒熱諸瘧方〉中的記載：「青蒿一握，以水二升漬，絞取汁，盡服之。」而受到啟發，懷疑高溫可能破壞青蒿抗瘧的有效成分，於是決定將原本以乙醇萃取的方法改為以沸點較乙醇低的乙醚萃取法。同年十月初，終於成功地從青蒿萃取出中性化合物，在動物瘧疾（鼠瘧及猴瘧）實驗中可見對瘧原蟲有百分之百的清除率。屠女士用乙醚取代乙醇萃取青蒿素這一步驟，至今被認為是當時發現青蒿粗萃取物的關鍵所在，儘管當時的粗萃取物根本不是純化的白色結晶青蒿素，但此關鍵步驟對於發現青蒿素的抗瘧作用和對青蒿素做更深入的探討都至關重要。或許可以這麼說：屠呦呦先推開了青蒿素的一道門縫，其他人合力將大門打開。

然而，屠女士為了強調她自己在參與青蒿素研究過程中的原創性與主導性，竟刻意誤導不知情讀者以為她是第一個分離出抗瘧有效單體青蒿素，且在她的中文專題著作（monograph）《青蒿及青蒿素類藥》中，引用與他人共同作者之論文時，故意刪除其他作者或改寫將她自己變成唯一的作者。這些不誠實的舉動，白紙黑字難逃讀者的檢驗。眾所皆知，參與青蒿素研究工作所涉及的單位和人太多，屠女士可能曾經參加過其中的部分工作，但可以確定的是她一個人不可能完成任何一篇論文的全部工作。

在發現青蒿素前後，中國還沒有建立專利制度。自一九七七年開始，青蒿素的研究成果陸續在國內外雜誌或國

際會議上發表，由於缺少知識產權保護，研究成果只好無條件貢獻給全世界。青蒿素可以迅速殺死年輕的瘧原蟲，使血液中的瘧原蟲快速降低，但不易殺死成熟的瘧原蟲，故青蒿素用於瘧疾之治療，必須合併使用其他抗瘧藥物，才能將瘧疾根治。若單獨使用青蒿素治療瘧疾，不但容易復發也會誘導抗藥性產生。青蒿素組合療法（artemisinin-combination therapy, ACT）是目前世界衛生組織推薦的瘧疾標準療法，其中常用的口服第一線治療用藥 Winthrop®（artesunate + amodiaquine）及第二線治療用藥 Coartem®（artemether + lumefantrine）的專利都是西方藥廠所擁有。中國直到一九八五年四月一日才開始實施專利制度，後續許多有關的青蒿素研究成果才有專利的保護。

　　青蒿素神奇的抗瘧作用機制在於其具有過氧化物的結構。瘧原蟲侵入紅血球，分解血紅素，釋出大量的鐵可催化青蒿素，使過氧鍵裂解，產生自由基。自由基攻擊瘧原蟲蛋白，形成共價鍵，瘧原蟲蛋白質被氧化失去功能，使瘧原蟲死亡。這種全新的抗瘧作用，與奎寧殺死瘧原蟲的機制完全不同，因此能有效地對付已經對奎寧類藥物產生抗藥性的瘧原蟲。不幸的是，在中南半島柬埔寨的瘧原蟲對青蒿素已產生抗藥性。如果失去青蒿素這張抗瘧王牌，未來瘧疾之清除將更困難。

　　活化的青蒿素產生自由基將瘧原蟲殺死，這個獨特的殺蟲機制擴大了藥物研究的領域。除了應用於其他寄生蟲病（如血吸蟲病）治療之研究外，青蒿素亦具有免疫抑制作用，在抗腫瘤及治療自體免疫疾病方面的潛力，讓大家拭目以待。

瘧疾疫苗曙光乍現

　　一九七八年全球最後一例自然天花在索馬利亞（Somalia）結束後，世界衛生組織在一九八〇年正式宣佈全球天花根除（eradication），同時停止天花疫苗接種。天花是第一個靠疫苗根除的傳染病，當時很多人都在問那下一個呢？科學家樂觀地認為疫苗可解決所有傳染病，只要有好的疫苗，任何傳染病就可以如同天花一樣從地球消失。

　　上個世紀九十年代，分子免疫學技術當家，我正在倫敦攻讀熱帶醫學，許多瘧疾免疫學專家告訴我瘧疾將是下一個從地球消失的傳染病，他們信心滿滿，摩拳擦掌，欲藉瘧疾疫苗之開發，根除瘧疾，不僅可以揚名萬世，如果活得夠久，還有機會獲得諾貝爾獎。這大概是學術上少有的研究方向如此明確，一但成功，諾貝爾獎就垂手可得。

　　瘧疾疫苗之研發基本上分三大主軸進行，這是根據我們對瘧疾感染在人體的免疫反應及其免疫致病機制的了解所形成的疫苗策略。第一個策略是預防在先，我們稱為上上之策，即一開始就完全阻斷瘧原蟲在人體的存活，就不會罹患瘧疾。這個策略想得很美，認為當瘧蚊叮咬吸血時，進入人體的瘧原蟲孢子小體（sporozoite）可以被抗體（B細胞產生的體液免疫力）攻擊而死亡。但因孢子小體在血循環的時間很短，不到一個小時就躲進肝細胞內，除非有強有效的抗體隨伺在側，否則只要有些漏網之魚，逃進肝細胞，瘧疾還是會發病。瘧原蟲一但進入肝細胞，就得到安全庇護（抗體本身對躲在細胞內的微生物一籌莫展），經過十天左右的蓄精養銳，由原來是一隻的瘧原蟲搖身一變，產生上萬隻的瘧原蟲（放大

萬倍）。人體免疫反應對付躲在細胞內的壞蛋主要是靠 T 細胞免疫力的攻擊或與抗體聯合作戰而非靠抗體單打獨鬥。由一連串的研究失敗得到教訓是，若要誘導人體產生有效的 T 細胞免疫力對付躲在肝臟的瘧原蟲，並非基因工程合成的次單元孢子小體表面蛋白質（英國葛蘭氏藥廠針對 RTS,S 瘧疾苗在非洲七國完成臨床第三期試驗，結果並不理想，約只降低三分之一的發病率）。能持續刺激 T 細胞產生有效細胞免疫力，最好的疫苗還是減毒（attenuated）的孢子小體，目前這種減毒孢子小體疫苗已進入臨床二期試驗，初期研究結果顯示保護效果相當好。但如何大量生產這種減毒孢子小體疫苗在技術上仍有待突破。

　　如果沒有辦法防止瘧原蟲在肝細胞坐大，一旦這些成熟的瘧原蟲從肝臟釋出進入血循環，那就災情慘重了。由肝細胞出來改頭換面的瘧原蟲，嗜好獵取的對象是我們血液裡每微升計有四、五百萬的紅血球，而且每隔四十八至七十二小時（依瘧原蟲的品種）進出紅血球一次，每次成群結隊增加十倍以上的數目，我們在醫學上可以寄生蟲血症（parasitemia）來定義或評估瘧疾的嚴重度。這些大舉入侵的瘧原蟲可以癱瘓我們人體機能，引發各種不同的病變，貧血是免不了的，更嚴重的併發症是肺水腫、腎衰歇、腦性瘧疾、甚至死亡。這時如果有疫苗可以降低寄生蟲血症，改善臨床病變及減少死亡的風險，也是亡羊補牢之舉，雖沒有辦法預防在先，至少可以治療在後。這是第二種策略，稱之為治療性疫苗。這種疫苗面臨最大的挑戰是瘧原蟲抗原性的改變，聰明的瘧原蟲已發展出十八般武藝以求生存，具有千變萬化的可塑性，可以愚弄我們的免疫系統或讓我們的免疫系統疲於奔命，總之，就是讓我們的免疫系統英雄無用武之地。

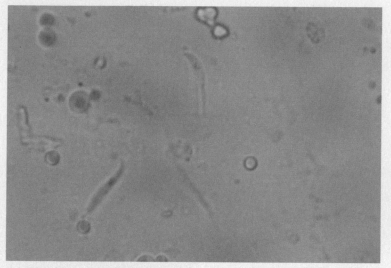

上上之策預防在先──惡性瘧原蟲去活化的孢子小體當疫苗。

　　在血液大展身手的瘧原蟲，為了繁衍子伺的問題，發展出一套有性生殖策略以保證其子代通過達爾文演化優勝劣敗的考驗，此有性生殖出現在人體血液中，但完成世代交替的任務卻是在瘧蚊體內。因此，瘧蚊才是瘧原蟲的確定宿主（或稱終宿主），而人反而是中間宿主，是瘧原蟲長大發育過程中的臨時寄託場所。針對瘧原蟲精心演化的生存方式，科學家也學會以子之矛攻子之盾，於是就有第三種策略對付瘧疾，我們的如意算盤是讓這些有性生殖的瘧原蟲在完成終身大事的任務前壽終正寢或殘廢不舉不孕，總之，就是讓它們在人體內畸型死亡或在蚊體內不孕。這種疫苗打到人體，沒有辦法形成保護力使個人免於瘧疾感染，但卻有助於讓瘧原蟲絕子絕孫，阻斷瘧疾傳播，將瘧疾清除（elimination）甚或根除。在流行病學上，這種疫苗對瘧疾的防治是扮演犧牲小我完成大我的角色，接受這種瘧疾疫苗注射針是具有慈悲為懷的人

道主義偉大情操，我們稱這種疫苗為利他疫苗。

　　理想的疫苗應該可以涵蓋上述三個主題，創造出一種天衣無縫的完美疫苗。但瘧原蟲生活史複雜，階段性抗原的變化與變異與科學家大玩鬥智遊戲。此外，感染人類的瘧疾有五種，近十多年來，東南亞出現第五種瘧疾，一種人畜共同感染的瘧疾——諾氏瘧原蟲（*Plasmodium knowlesi*）從猴子到人類，加速了演化的適應與擴散，使瘧疾根除這個大目標多一個不可確定的變數。不同品種的瘧原蟲使瘧疾疫苗無法面面俱到，而不同人種基因的差異對瘧疾的免疫反應也有所不同，這些錯綜複雜的交互因素，使我們一直在一道曙光中摸索學習，希望能早日找到啟開那扇通往無瘧門的鑰匙。

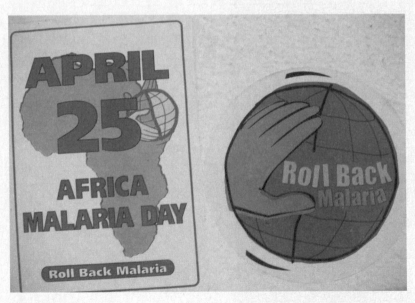

擊退瘧疾宣傳海報。

擊退登革來日方長

　　一九八一年小琉球發生登革熱爆發流行，全島 80% 的居民都感染。在這之前一年，在小琉球就有疑似病例，但因臺灣已四十年沒有登革熱，當時的醫師沒有經驗，無從診斷出登革熱，那時的衛生署防疫處還將病人血清檢體送到日本，才獲得確定診斷。臺灣本島的登革熱病例一直到一九八七年才出現並開始在南臺灣大流行，這可能與一九八六年政府解嚴，一九八七年開放國人出國觀光有關。記得當時高雄韓明榮醫師首先警覺登革熱大流行的嚴重性，其內兒科門診每天人滿為患，我曾拜訪韓醫師並共同合作探討登革出血熱的免疫致病機制，在其門診協同診治病患並收集血液檢體，見證了當年登革熱流行之盛況。

　　傳染病在一個沒有免疫力（即不曾感染過）的族群很容易造成爆發流行，登革熱如此，同樣地，一九九八年臺灣腸病毒感染大流行，二〇〇三年嚴重呼吸道症候群（SARS）大流行也是必然的。登革熱之流行必須有病媒蚊的存在才會發生，埃及斑蚊與白線斑蚊都會傳播登革熱，埃及斑蚊的分佈局限在北回歸線以南的南臺灣，白線斑蚊則廣泛分布於海拔一千公尺以下的地區。埃及斑蚊警覺性高，吸血時稍有風吹草動，馬上三十六計先逃為妙，再伺機回頭補一針或尋找其他吸血目標，有時要滿足吸飽血，須要四、五個人變成祭品獻血犧牲。白線斑蚊就老實多了，吸血時很專注，一點都不分心，大難臨頭，怎麼死的都不知道。由此可知，一隻帶有登革病毒的埃及斑蚊比白線斑蚊更有殺傷力。

　　埃及斑蚊喜歡住在城市裡，因為瓶瓶罐罐、保特瓶、及

廢棄輪胎等垃圾堆，在午後雷陣雨可提供合適的孳生場所。許多新興的都會城市，都會有隨手亂扔的缺德鬼共同營造登革熱爆發流行的大環境。與其動不動就噴藥，不如加強衛教，然衛教談何容易。道理很簡單，方法也不複雜，都是舉手之勞而已。但壞習慣不容易改，反正蚊子多的是，這裡沒有，別的地方也會飛過來。

如果讓蚊子賽跑一分高下，斑蚊可能要敬陪末座。眾所皆知，瘧蚊飛翔能力高超，三、五公里是基本訓練。但斑蚊太戀家了，捨不得離家背井，只在出生地周遭百公尺內閒逛。由此可知，防治登革熱與防治瘧疾的策略是大大不同，登革病患住家方圓百公尺內，需地毯式搜查，掀出孳生源，讓斑蚊無所遁形，是監控指標病例的第一要務。困難之處是病毒停留在急性登革熱病人血液裡的時間很短（約五天），等病人就醫被懷疑或是診斷為登革熱時，病毒血症已消失。換句話說，在病人尚未被診斷出是登革熱前，埃及斑蚊可能已享受過病毒血症的大餐了，這也說明為什麼會有群聚感染的原因。當然，群聚感染可以擴大為社區感染，然後便成整個城市的爆發流行。以臺灣目前完善健全的疫情監測系統及有效的基層衛生體系，對登革熱的監控相當嚴密，應不至於發生大規模或全面性的爆發流行。

一九八八年，我還在國防醫學院任教，從英國倫敦衛生及熱帶醫學院邀請登革熱病毒專家來臺指導病毒感染昆蟲細胞株之培養技術，同時舉辦研討會，開啟臺灣學術界對登革熱研究的風潮。然而，我們對登革熱致病機制的了解還是相當有限。目前登革熱既無特效藥可治療也無疫苗可預防，臨床上必須注意病人是典型登革熱還是出血性登革熱。出血性

登革熱有死亡的風險，過去有兩種學說解釋出血性登革熱的
致病機制，一為病毒毒力理論，另一為二次感染的抗體增強
理論。但最近的研究顯示可能與病人的基因感受性有關，換
句話說，基因感受性高的病人有較高的風險會變成出血性登
革熱。不過，不僅是登革熱感染的嚴重度與病人基因型有關，
其他疾病也有類似的發現。看來，將來我們每人的個資都應
該要有一些基因型記載，不僅可以預防疾病惡化，也可以知
道哪些危險因素的風險高低，並學會趨吉避凶，遠離疾病。

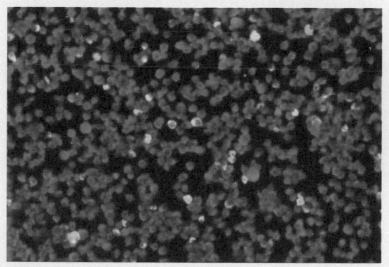

以間接免疫螢光抗體偵測被登革病毒感染的蚊子細胞株。

病毒腦炎方興未艾

　　一九九九年七月，美國紐約的野鳥和動物園裡的鳥突然不尋常的大量死亡，接著出現原因不明的人及馬罹患腦膜炎病例。此爆發流行擴及鄰近數州，但檢驗結果發現並不是聖路易斯腦炎病毒（St Louis encephalitis virus）感染造成的，而是由一種在美國本土從未出現過的西尼羅病毒（West Nile virus）所引起的。防恐當局一度懷疑這是生物恐怖攻擊，但後來證實此病毒是經由中東進口的帶毒禽鳥輸入美國，再由美國本土的蚊子傳播造成爆發流行。

　　西尼羅病毒首度於一九三七年在非洲烏干達一位發燒婦女的血液中分離出來，此病毒廣泛存在於非洲、地中海北部、中東、西亞，並曾經在埃及、以色列、法國、羅馬尼亞、捷克、俄羅斯、印度等國造成爆發流行，而現今美國各州都可見此病毒的蹤跡。西尼羅病毒能經由蚊子（家蚊及斑蚊）感染人、鳥、馬和其它哺乳類動物。在北半球溫帶地區，西尼羅病毒感染之傳播主要發生在夏秋之際，但在南半球則可全年傳播。臺灣地區迄今（2013）尚未出現西尼羅病毒病例，為防範未然，國人自西尼羅病毒流行區返國一個月內暫緩捐血，以保障輸血安全。

　　西尼羅病毒屬於黃質病毒科，與聖路易腦炎、黃熱病、登革熱、日本腦炎及C型肝炎等病毒同屬。除C型肝炎外，都是病媒蚊傳播的人畜共同傳染病，可使人和馬罹患致命的腦炎，並使鳥禽類（如烏鴉、大烏鴉、喜鵲、藍鳥和灰鳥）死亡。帶病毒的禽鳥在遷徙過程中可傳播到新的地方，蚊子叮咬感染西尼羅病毒的鳥類，再將病毒傳染給人類。在中東

及美國，每年的夏季是病毒傳播的高峰期。被病毒感染後，大多數人毫無症狀或只有輕微症狀，極少數人會出現嚴重症狀，甚至死亡。

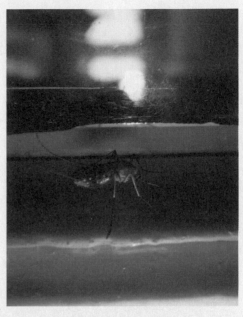

三斑家蚊吸血後躲在陰暗角落休息。

聖路易斯腦炎病毒之於美國猶如日本腦炎病毒之於臺灣，聖路易斯腦炎病毒於一九三三年在美國分離出來，此病毒與日本腦炎病毒及西尼羅病毒一樣，都會侵犯人體中樞神經系統。在病毒基因族譜上，聖路易斯腦炎病毒與西尼羅病毒是近親兄弟。

日本腦炎是由日本腦炎病毒所引起的急性傳染病，一九二四年曾在日本發生爆發大流行，一九三八年日本科學家得發現是由病媒蚊傳染，一九五六年日本研發不活性的疫苗（inactivated virus vaccine）預防日本腦炎病毒流行。臺灣於一九六八年開始接種日本腦炎疫苗，近年來每年確定病例數約為十至三十人，而罹病的族群有偏向老年人的傾向，顯示疫苗的保護力隨年齡而減弱。

在臺灣，傳播日本腦炎的病媒蚊主要是三斑家蚊（*Culex tritaeniorhynchus*），次要的有環紋家蚊（*Culex annulus*）和白頭家

蚊（*Culex fuscocephala*），叮咬吸人血的尖峰時間是在黃昏至夜間。豬是重要的病毒增幅動物，病毒可以在豬隻血液中大量出現，有利蚊子吸血傳播。當豬的日本腦炎病毒抗體陽性率高達50%以上時，約在三週後，人罹患日本腦炎的病例會明顯增加。每年的梅雨季節至秋天是流行高峰，大部分日本腦炎病毒感染的患者是沒有症狀的，只有少數病患會出現頭痛、發燒或無菌性腦膜炎等症狀，重病患者則會抽搐、昏迷、甚至死亡。日本腦炎患者如果存活，恢復期較長，且會出現語言障礙及人格異常等中樞神經併發症。日本腦炎病毒不會在人體內增殖，蚊子不會因叮咬日本腦炎病毒患者而引發人傳人之危機，此感染模式與登革熱不同。

　　全球化、氣候暖化、與人口老化等三大因素正改變許多病媒傳染病的流行病學。由蚊子叮咬傳播的病毒性腦炎方興未艾，不同的蚊子對同一種病毒的感染力有很大的差異，同一種蚊子對不同病毒的感受性差異更是南轅北轍。了解病毒與蚊子之間的相互關係，可以發展出生物恐怖攻擊，具有毀滅性的武器；但也可以開發出阻斷疾病傳播，根除疾病的利器。人不一定勝天，但福禍就在人心之一念間。

蚊子對人類的荼毒

蚊子惹禍　人類災難

　　蚊子是地球上最邪惡的動物，可傳播許多人類疾病如瘧疾、登革熱、黃熱病、血絲蟲病及各種腦炎，這些疾病不但歷史悠久，疫情爆發時殺傷力更讓人類束手無策，至今尚無根除之對策。

　　蚊子有三大家族包括家蚊、斑蚊及瘧蚊。在臺灣，傳播日本腦炎的是三斑家蚊（*Culex tritaeniorhynchus*）及環蚊家蚊（*Culex annulus*），傳播登革熱的是埃及斑蚊（*Aedes aegypti*）及白線斑蚊（*Aedes albopictus*），傳播瘧疾的是矮小瘧蚊（*Anopheles minimus*）。矮小瘧蚊在臺灣因生態環境受汙染嚴重，已成少數族群，目前只見於花蓮、臺東、屏東及臺南地區。在非洲讓人聞蚊色變的是甘比亞瘧蚊（*Anopheles gambiae*），具有高效率傳播瘧疾的能力。

尼羅河谷　瘴癘之鄉

　　古埃及國王圖坦卡門王（King Tutankhamen）可能死於瘧疾。埃及法老圖坦卡門王死於西元前一三二四年，年僅十九歲，死因眾說紛紜（包括被謀殺）。但科學家應用現代醫學科技從埃及法老木乃伊中發現有惡性瘧原蟲的核酸序列，在三千多年前的尼羅河河谷盛行這種瘧疾也不足為奇。

亞歷山大　死於瘧疾

He can swallow a camel but chokes on a mosquito.（Lebanese）

──亞歷山大橫掃歐亞卻死於蚊子。（千里之堤毀于蟻穴）

歷史學家推測瘧疾在某種程度上造成了古希臘文明的衰落及羅馬帝國的瓦解。古義大利及其週邊島嶼飽受瘧疾之苦，瘧疾氾濫使得城市無法居住，人口大量減少。馬其頓王國國王亞歷山大大帝（Alexander der Grobe）於公元前三三四年率兵遠征亞洲及非洲（歷時十年），但他不幸英年早逝（死時才三十三歲），公元前三二三年六月二日亞歷山大突患重病，可能是瘧疾，幾天後（六月十日）死於巴比倫（古巴比倫王國首都，位於幼發拉底河沿岸的美索不達米亞，及今日的伊拉克境內）。

古羅馬帝國征伐義大利，結果幾乎每一次都是半途而廢。這一切與瘧疾瘟疫不無關係，或因統帥病倒，或因士兵紛紛病死或因士兵聞風而逃，不戰而敗。瘧疾在義大利肆虐，教皇和皇帝也沒能逃過瘧疾的魔掌。在義大利感染了瘧疾的士兵又把瘟疫帶回家鄉，再從當地四處散播，以致歐洲在中世紀和近代一直飽受瘧疾之苦。即使到了十九世紀中葉，幾乎整個歐洲都在瘧疾的肆虐之下。

十七至十九世紀，瘧疾在全世界的傳播擴散到達巔峰，所有非洲地區，大部分亞洲地區，除了高緯度地區之外的南美洲與北美洲都飽受瘧疾之苦。瘧疾從來就沒有停止傳播過。

嶺南瘴癘　客死異鄉

中國古代認為瘧疾是主要的瘴病，早在東漢許慎《說文解字》就有這樣的看法：「夫瘴與瘧，分作兩名，其實一致，或先寒後熱，或

先熱後寒。嶺南率稱爲瘴，江北統號爲瘧，此由方言不同，非是別有異病。」

古代所說的瘴區，就是封建王朝貶遣罪臣的去處。杜甫有「江南瘴癘地，逐客無消息」之歎。王陽明在〈瘞旅〉一文中也感嘆說：「道旁之塚累累兮，多中土之流離兮。」

據統計，中國在二十世紀四○年代患瘧者達三千萬人，尤以北緯二十五度以南地區多惡性瘧，這與歷史上重瘴區的分佈是一致的。近年來，中國官方公佈每年約有五萬多個瘧疾病例。惡性瘧主要分佈於雲貴地區及海南島，間日瘧的流行則以安徽爲主。

群蚊爭霸　三分天下

全球每年死於病媒蚊傳播之疾病超過二百萬人，其中瘧疾、登革熱最爲嚴重。登革熱在新興國家如巴西、墨西哥等中南美洲國家盛行。病毒腦炎在許多國家已變成地方性傳染病，如西尼羅病毒腦炎在美國有擴大流行之勢。淋巴絲蟲病是慢性傳染病，在非洲、亞洲及大洋洲島國仍然盛行。

病媒蚊傳播疾病表

疾病	主要病媒	每年感染人數	每年死亡人數
瘧疾	瘧蚊	三億	一百萬
登革熱	斑蚊	二千萬	三萬
屈公熱	斑蚊	不明	不明
黃熱病	斑蚊	二十萬	三萬
日本腦炎	家蚊	五萬	一萬五千
西尼羅病毒腦炎	家蚊	不明	不明
淋巴絲蟲病	家蚊	一億二千萬	不明

熱帶非洲　瘧疾肆虐

　　全球約有40%的人群生活在瘧疾流行區，每年有三億人感染瘧疾，因瘧疾而死亡約爲一百萬人。　瘧疾流行最嚴重的地區是熱帶非洲及大洋洲（巴布新幾內亞及索羅門群島），孕婦與小孩是感染瘧疾風險最高的兩大族群。在熱帶非洲的小孩，活過五歲才有機會長大。五歲之前，因缺乏對瘧疾後天免疫力，常因感染瘧疾而死亡。

　　全球各區域瘧疾流行病學差異很大，在疫區罹患瘧疾的風險也因的而異。即使在中國，瘧疾流行區也侷限在海南島、雲南、安徽等地，而且在一般城市裡瘧疾之傳播幾乎微乎其微。大洋洲指巴布新幾內亞及索羅門群島，旅遊感染瘧疾之風險超過 1:30（每三十個外來旅客中有一個會感染瘧疾）。

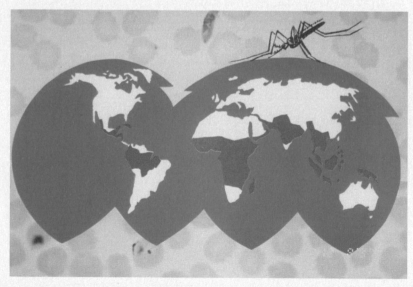

全球瘧疾流行分佈圖（紅色區域為瘧疾流行區）。

對旅人示警之瘧疾罹患風險概率

旅遊區域	感染瘧疾之風險
大洋洲	$\geqq$ 1:30
撒哈拉沙漠以南的非洲	1:50
印度次大陸	1:250
東南亞	1:1000
中美洲	1:2,000
南美洲	1:10,000

登革病毒　後起之秀

　　登革熱是僅次於瘧疾最快速竄起的病媒傳染病，世界衛生組織估計每年約有五千萬人感染登革熱，其中約五十萬人會有出血性登革熱，死亡率約 5%。

　　黃熱病與登革熱都是埃及斑蚊的代表作。巴拿馬運河開挖期間有數十萬勞工死於黃熱病，現今黃熱病雖已不再大流行，但旅行者前往疫區（熱帶非洲及熱帶雨林南美洲）還是要接種疫苗以策安全（黃熱病疫苗相當有效，一劑有效保護作用可達十年）。

　　登革熱的傳染途徑主要是埃及斑蚊和白線斑蚊，其中埃及斑蚊的傳染性比白線斑蚊強，一隻母的埃及斑蚊壽命是三十天，最多可叮咬四十到六十人，而產生抗藥性的就是埃及斑蚊。全球暖化使埃及斑蚊版圖擴大，將登革熱戰線拉長。

　　傳播屈公熱（Chikungunya fever）的病媒蚊與登革熱一樣。目前屈公熱盛行於亞洲許多國家如印度及中南半島，近年來臺灣每年都有境外移入病例報告，但尚未發現有本土病例流行。

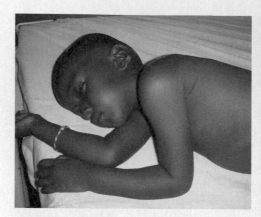

因惡性瘧疾昏迷的小孩。

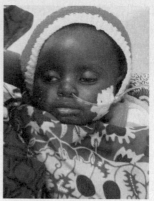

惡性瘧疾併發腦性瘧疾。

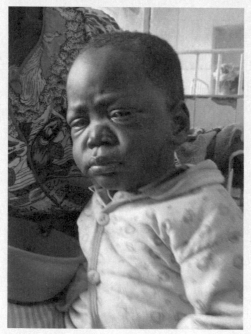

重症惡性瘧疾包括腦性瘧疾及其他器官衰竭，尤其是五歲以下的小孩，死亡率高。

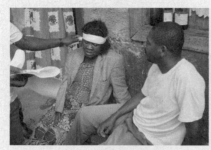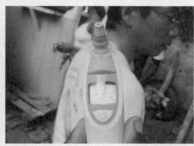

一位罹患三日瘧病患，即使在陽光普照下，還是寒顫發抖，量其體溫已超過攝氏三十九度。

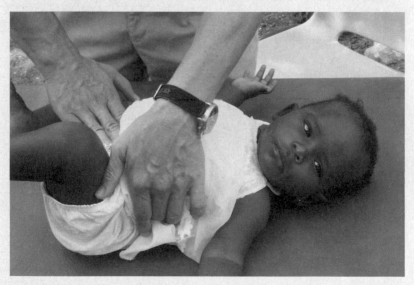

檢查小孩是否有肝脾腫大，這是熱帶非洲瘧疾感染常見的病徵。

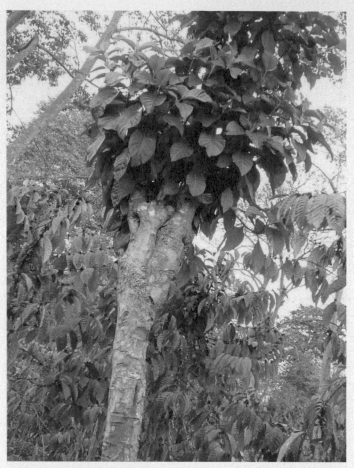

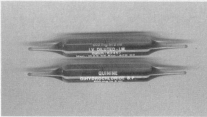

金雞納樹的樹皮含有奎寧成
份。奎寧針劑曾是治療重症
惡性瘧的首選藥物,但毒性
大,治療期間須嚴密觀察。

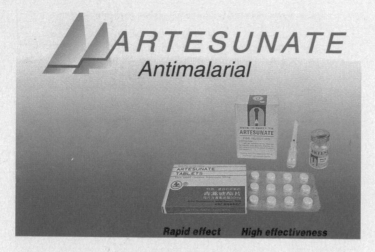

STATE FUNDAMENTAL DRUG
PEOPLE'S REPUBLIC OF CHINA

青蒿素錠劑與針劑。

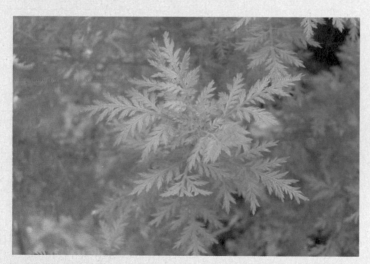

青蒿是中國治療瘧疾草藥之一，萃取物中含青蒿素是目前治療瘧疾的最後一張王牌，但不能單獨使用。在中南半島的柬埔寨已出現抗藥性。

家蚊惱人　致命腦炎

　　一九九九年，西尼羅病毒（West Nile virus）第一次在美國（紐約）出現並造成爆發流行時，一度被懷疑是恐怖份子施放生物武器襲擊美國。這種原本只見於中東及歐洲的病毒後來證實是經由以色列輸入的禽鳥帶原入境，由當地的家蚊叮咬進口受感染的禽鳥，再叮咬人類而傳染，且可藉由鳥類遷徙而散播，很快就落地生根，現在已變成美國常見的地方傳染病。

　　三斑家蚊在臺灣是傳播日本腦炎的病媒，可吸人血及動物（鳥類及豬）的血，病毒在豬體內裡可大量繁殖但無法在人及馬體內繁殖，因此不會像登革熱在人群中大流行。

象皮腿腫　藥鹽奏效

　　十九世紀末（1877），英國醫生曼森（Patrick Manson）在廈門行醫，發現血絲蟲症（filariasis），並證明是一種稱為班氏血絲蟲（*Wuchereria bancrofti*）的寄生蟲經由熱帶家蚊傳播的（第一位證實蚊子可傳播疾病）。血絲蟲症之慢性感染會造成淋巴循環阻塞，下肢腫大如象腿，故又稱象皮症（elephantiasis）。

　　廈門對面的金門也是血絲蟲病的疫區，一九五二年流行病學調查結果顯示當地居民及駐軍血液微絲蟲的盛行率分別有 19% 及 6%。一九七四年從小金門開始發放含有海喘散（diethylcarbamazine）之藥鹽，一九七七年大金門亦實施，一九八〇年完全清除（elimination）。當時是戒嚴時期，大小金門對外管制森嚴，鹽巴供應完全來自臺灣（藥鹽由國防醫學院生產供應）。這種由全面服藥以阻斷疾病傳播的策略相當奏效，但若發生在高度重視人權的今天，此防治策略將會困難重重。

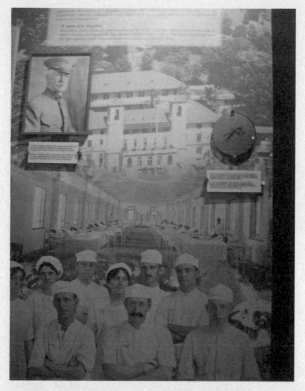

巴拿馬運河興建期間（1904-1914），黃熱病是最大的威脅，85％的工人曾住院，約有三萬多工人死於黃熱病和瘧疾。

心絲蟲症　貓狗剋星

　　家蚊及斑蚊可會傳播犬心絲蟲（*Dirofilaria immitis*），造成貓狗心絲蟲症（dirofilariasis），受感染的貓狗呼吸困難及貧血。人不是犬心絲蟲的適當宿主，故感染人之病例罕見。少數人體病例報告發現犬心絲蟲可寄生在肺臟或皮下，形成肉芽腫結節，需與肺癌做鑑別診斷。

病毒肝炎　非關蚊子

蚊子不會傳播 B 型肝炎病毒及 C 型肝炎病毒，也不會傳播愛滋病毒。蚊子吸血時，口器兩個唇瓣之一會先將唾液注入皮下，另一唇瓣則吸血進入蚊子中腸，吸血是單行道，不會逆流或吐回，因此，口器不會有殘留血液。

雖然 C 型肝炎病毒屬於黃質病毒屬，而這個屬的其他病毒如西尼羅病毒，登革熱病和黃熱病毒等均可由蚊子傳播造成感染，但沒有證據顯示蚊子可以傳播 C 型肝炎。C 型肝炎病毒感染沒有地域或季節分佈的特點，而這是蚊子傳播疾病的流行病學特徵。然而，這顯示同是黃質病毒的 C 型肝炎病毒無法在蚊子中腸存活，若能找出這種抑制或毒殺病毒機制，或許有機會開發新的治療 C 型肝炎病毒藥物。

B 肝及 C 肝病毒主要是經由感染的血液製品和污染的針頭傳播的。

瘧疾清除　目標根除

如果必須將甘比亞瘧蚊消滅才能根除瘧疾的話，那恐怕永遠無法將瘧疾撲滅。

目前防治瘧疾的主軸是如何有效將傳播鏈切斷，可以從四大方向著手。其一是減少瘧蚊孳生源，清除幼蟲孳生地。其二是使用含藥長效蚊帳（long-lasting insecticide-treated nets）或實施室內殘效噴灑（indoor residual spraying）降低人蚊接觸，阻斷傳播。其三是快速正確診斷及有效治療病人，針對無症狀帶蟲者完成追蹤治療。其四是公共衛生教育，讓民眾對瘧疾有正確的認識。目前這些綜合防治策略與整合方法可以使某些國家或地區的瘧疾從大問題變成小問題，如果瘧疾發病連續三年內不再有本土病例發生，就可達到世界衛生組織所要求

瘧疾清除（elimination）的標準。但在可預見的未來，瘧疾無法像天花一樣從地球上消失。以目前的醫藥科技及防治策略，尚無法達到瘧疾根除（eradication）的地步。

應用生物科技改造蚊子使之無法傳播瘧疾，或研發疫苗防止瘧疾感染等尖端武器，希望有朝一日，如同根除天花一樣讓瘧疾在地球上消失。

登革防治　首重病媒

目前既無疫苗也無藥物可以防治登革熱，因此病媒蚊綜合防治是登革熱防治唯一可行的方法。

都市登革熱疫情之爆發與埃及斑蚊密度息息相關，埃及斑蚊的飛翔距離約一百公尺左右，因此，一但發現指標病例，立即在病患住家方圓百公尺內作緊急噴藥是必要的。

無論是埃及斑蚊或白線斑蚊，其孳生源幾乎是無所不在，屋內屋外只要有少量積水存在，任何地方如屋簷、浴室、花瓶等都可變成斑蚊的產卵窩。

臺灣鋏蠓　奇癢難耐

　　臺灣鋏蠓俗稱小黑蚊（分類上是蠓科而非蚊科），全臺都已淪陷於小黑蚊的活動範圍，雖然不會傳染疾病，但叮咬人吸血兇猛，造成奇癢無比的皮膚過敏反應，可謂騷擾至極。一般民眾俗稱的小黑蚊，因太招搖，已引起全民討伐，環保與衛生單位同仇敵愾，欲除之而後快，故本書特別作一扼要介紹。小黑蚊跟蚊子一樣，只有雌性會吸血，而且只在白天尋找血源（與斑蚊吸血作業時間類似），是標準的朝九晚五上班族，不過，它還是很敬業，通常會早到遲退，早上七點就開始準備工作，下午會自動加班到太陽西下，黃昏以後才打烊休息。全省各地都有它的分佈點，其中以臺中與花蓮最密集。

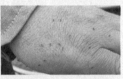

　　小黑蚊性喜在有苔蘚的陰涼地方養育幼蟲，從產卵到孵化幼蟲，變蛹羽化為成蟲約只需不到一個月的時間。由於個子矮小，約只有蚊子的十分之一大小，相當不起眼，但成群結隊，攻擊人叮咬吸血的效率卻很高，密度高的地方，短短二十分鐘內，就會有幾百隻小黑蚊圍剿你。如果你誤闖小黑蚊的領地，又穿短袖短褲做休閒狀，絕對難逃小黑蚊大快朵頤，保證你至少小腿會慘不忍睹，狼狽而逃。

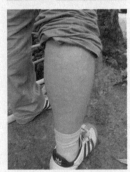

臺灣鋏蠓（俗稱小黑蚊）是一種騷擾性昆蟲，不會傳播疾病。有低飛習性，吸血時間是標準的朝九晚五上班族，易攻擊暴露的下肢（腳及小腿）及上肢（手及手臂）。小黑蚊一旦登陸皮膚上，就埋頭苦幹吸血（不像蚊子還會以口器探測一下這一口血好不好吸），吸飽血約需三四十秒。圖為遭小黑蚊叮咬的手與小腿。

　　預防小黑蚊叮咬與預防蚊子叮咬的原則一樣，除穿長袖長褲外，防蚊液或驅蚊乳膏（成分是敵避或派卡瑞丁，見第八章說明）也是必須，但千萬別相信草本天然精油驅蚊防蚊的廣告，不僅無用，浪費錢，也自願當小白鼠，暴露於精油對肝腎的毒性，影響健康。

chapter 4

嗅覺獵物　適者生存

蚊子不要愛我親我

很多人會問，為什麼有些人特別會招惹蚊子注意，有些人不容易被蚊子叮咬。 為什麼蚊子就是喜歡叮咬我？是我的體質比較酸嗎？蚊子是母的才會叮人吸血，那我是不是比較有魅力？

有人說蚊子比較喜歡叮咬胖子，我有兩個學生，A君的身體質量指數（BMI）是二十三，B君是三十，但在實驗室做蚊子實驗時，有時不小心，讓蚊子脫離樊籠投奔自由去了，蚊子常攻擊A君，但蚊子卻視B君如無物。兩人都沒有使用蚊子驅避劑。可見胖子也不是蚊子的菜。

如果說有酸性體質的話，顯然糖尿病病人最符合這個定義。但從沒有文獻說蚊子對糖尿病病人情有獨鍾，糖尿病病人也沒有這個困擾。

科學家依據實證醫學的發現，確定人體引誘蚊子的主要物質是呼吸中的二氧化碳、新陳代謝的乳酸、皮膚上細菌的代謝物及體溫及濕度。前兩者比較容易理解，但皮膚散發的氣味是吸引蚊子鎖定最終目標物的關鍵因素。皮膚表面上的細菌很多種，其中表皮葡萄球菌（*Staphylococcus epidermidis*）在體味產生過程中扮演著吸引蚊子的重要作用角色，但綠膿桿菌（*Pseudomonas aeruginosa*）產生的代謝物則會使蚊子敬而遠之。皮膚上菌落的生態跟我們身體的免疫狀態息息相關，細菌的代謝物又與乳酸形成混和物，可以產生致命的吸引力勾引蚊子，不顧一切，可謂蚊為食亡。

二氧化碳可以指引蚊子尋找供應餐點的餐廳（人）在哪

裡，蚊子找到餐廳（人）後，會被一道最喜歡的菜（口味）吸引——依食材乳酸及細菌的代謝物不同比例組合調製的餐點（每個人都有特殊的味道），而且有冷盤及熱食（體溫及濕度）可以選擇。

　　我個人就是屬於那種很容易被蚊子看上的人，只要我在場，就是其他人安全的保證。蚊子總會先跟我打招呼，或想盡辦法親近我。因為我的新陳代謝比較快，體溫比較高，比較容易流汗，一流汗，自己都可以聞到臭乳酸味（有些人愛死了這種味道），雖然我每天洗澡，也每天換穿乾淨的襪子，但是蚊子對我始終不離不棄。而且我的警覺性高，交感神經比較活躍，每天生龍活虎，為了開會應酬，在大熱天，還得穿著深色西裝。至於皮膚上的細菌，更因我營養狀況良好，也努力生產製造比較多的代謝物報答我。這些種種特性與優勢，都符合蚊子選秀的條件，可以滿足蚊子的口味，換句話說，我等於是為蚊子量身訂作的美食佳餚。還有一點，我的血型是O型，也蠻符合某些研究的發現，但這一點我可能要有所保留，因為我周遭血型O型的同事或朋友，其中很多人蚊子都不太愛理他們。

　　我的朋友有點納悶，既然蚊子這麼喜歡我，為甚麼我常在熱帶非洲走動又曾在瘧疾疫區待那麼久，怎麼沒得過瘧疾或感染過些甚麼？其是我也沒甚麼秘方私藏，只不過知己知彼，我掌握蚊子的作息時間及其嗜好，認真做好防護工作，當然就可以高枕無憂，毛髮未損，全身而退。

　　蚊子如此眷戀我的條件，我實在有點受寵若驚。因此，心甘情願當驅蚊劑或防蚊液受試的志願者，使命感驅使我必須發掘防蚊液的真相，而且常常樂此不彼。雖然有時難免會

為某些虛假產品犧牲自己皮肉之痛，但那一點點小針美容，還不至於會導致貧血，反而可以微調血液新陳代謝，甚至提升後天免疫力（假如沒有因感染而致死的話）。為了揭發許多不實防蚊液的廣告宣傳，打破精油驅蚊的神話，我見義勇為替被汙衊的敵避（DEET）洗刷罪名，不畏懼精油惡勢力的反撲，向普羅眾生介紹更好的新一代驅蚊防蚊產品，提供升斗小民正確的防蚊驅蚊知識。為了呈現公信力，必須嚴謹檢測各種驅蚊成分的防蚊效果，熬夜振筆疾書寫這篇散文消遣蚊子──〈蚊子不要愛我親我〉，以示與蚊子畫清界線，沒有與蚊子有任何曖昧關係，免得被商家質疑我與蚊子串通，故意讓他們的產品失靈。即使我如此向世人昭告我的清白，可惡的蚊子還是緊盯著我不放，看來，人蚊大戰，得先由我來示範，向蚊子下哀的美敦書（ultimatum）。

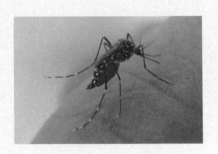

吸飽血的埃及斑蚊，即將展翅高飛。

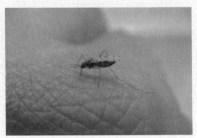

蚊子愛吸你的血嗎？

何以蚊子如此愛我

偵測系統　定位獵物

蚊子具有三套先進的感應系統，可以偵測追蹤並鎖定獵物（人、鳥類及其他動物）。

化學感應器

位於觸角的感受器（相當於鼻子嗅覺）——蚊子觸角細胞 90％的設計，是為了偵測空氣的化學物質。可偵測或辨識遠在三十六公尺外的二氧化碳及乳酸，二氧化碳及乳酸是鳥類及哺乳類動物呼吸的產物。人類呼出的空氣中，二氧化碳的濃度約 4％，比空氣中二氧化碳濃度高一百多倍，蚊子利用這個感受器，很容易就能偵測到我們的位置。汗液中某些化學物質也會吸引蚊子，較不易流汗的人較不會招惹蚊子的注意。目前廣泛使用的防蚊劑／驅蚊劑，主要成分是敵避（DEET, N,N-diethyl-3-methyl-benzamide），作用機制是愚弄或抑制蚊子的化學感應器，使蚊子無法偵測的獵物的存在。

視覺感應器

蚊子的視覺是複眼（許多小眼睛聚在一起），偏好與背景有對比的顏色，如光亮的環境中較深色的物體（如深色的窗簾）。此外，會移動的物體，對蚊子而言，意味著是活的東西（含血有生命的），會被蚊子當獵物追蹤。

體熱感應器

在近距離內，蚊子可偵測到動物的體熱，因此，很容易鎖定獵物。我們的體溫是 37℃，高於室溫，因此，無論是在暗的地方或是亮的地方，蚊子總是可以發現我們的存在。以嗅覺測量分析（olfactometer assay）評估埃及斑蚊對溫度的反應，發現溫度從室溫 27℃ 提升至 30℃，埃及斑蚊的嗅覺反應從 4.0 ± 1.5% 增加爲 22.0 ± 0.3%。在室溫有水（濕度）與 30℃ 有水的的情況下測試埃及斑蚊的嗅覺反應，分別爲 7.5 ± 1.5% 和 28.7 ± 2.8%，埃及斑蚊對人手的嗅覺反應爲 86.2 ± 1.7%。顯示溫度與濕度對埃及斑蚊嗅覺反應有輕微的提升作用。

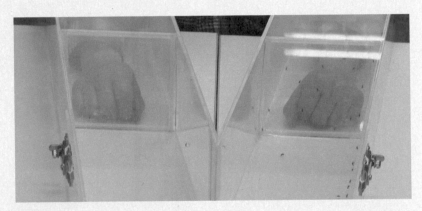

嗅覺測量分析（olfactometer assay）測試蚊子嗅覺反應──實驗組（左手）先以酒精擦拭涼乾後塗上或噴上待測劑或乳液，對照組（右手）只以酒精擦拭皮膚。由遠端入口室釋放 100 隻未吸血雌蚊，定時計數蚊子在左右分室的數目。實驗組的蚊子數扣除對照組的蚊子數目後再除以 100 即得蚊子嗅覺反應比率。

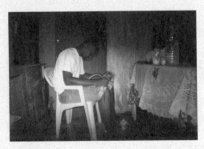
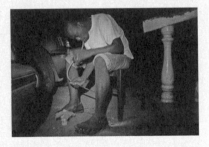

蚊子夜襲──夜間屋内（左）及屋外（右）人體誘蚊試驗以人爲誘餌，計算方式爲每晚每人被叮咬次數（bite per man per night）。人體呼吸的二氧化碳可以吸引 100 英呎外的蚊子，而體溫與乳酸等則是近距離勾引蚊子的誘惑因子。此試驗適用於瘧疾流行病學調查以評估實施室内殘效噴藥（或使用長效含藥蚊帳）前後是否影響瘧蚊屋内及屋外之吸血行爲（提早或延後）。

信息傳遞　獵物鎖定

蚊子藉由嗅覺、熱和視覺來定位獵物。嗅覺的刺激是最重要的。

蚊子愛叮什麼人與血型、性別、性感無關，而是與人體向蚊子發出信號的強弱有關，強烈的信號通過空氣傳導，能夠吸引蚊子快速地找到目標。由人身體散發出吸引蚊子的主要信號包括：呼吸釋出的二氧化碳／汗液中的乳酸／體溫／濕度／皮膚細菌的代謝物。二氧化碳本身就是強度的誘引物使埃及斑蚊產生嗅覺反應，而穿過的襪子亦有中度誘引埃及斑蚊的作用。

實驗組	對照組	嗅覺反應
無	無	15.5 ± 3.0%
穿過的襪子	乾淨的襪子	41.6 ± 7.9%
酵母菌二氧化碳 7 克	無	77.0 ± 7.3%
酵母菌二氧化碳 7 克	二氧化碳每分鐘 15 毫升	51.6 ± 8.5%
酵母菌二氧化碳 7 克／穿過的襪子	穿過的襪子	55.5 ± 12.1%
酵母菌二氧化碳 70 克／穿過的襪子	穿過的襪子	78.8 ± 10.8%

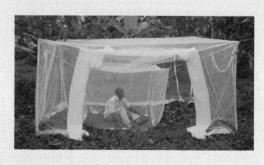

夜間戶外雙頂蚊帳人體誘蚊——使用雙重蚊帳誘蚊捕蚊法，人坐在中間的小蚊帳內（保護層），周圍則以一頂有一邊開口的大蚊帳環繞，大小蚊帳之間的寬度足以容納一個人走動。甘比亞瘧蚊於夜間 10 點至凌晨 2 點之間是吸血活躍時間，誘蚊結束時，將開口邊的蚊帳帳簾放下並收集所捕捉的蚊子。此法相當辛苦，必須有人志願當誘餌從黃昏開始枯坐竟夜到次日凌晨。

誘蚊機制　遠交近攻

蚊子偵測到獵物的機制相當複雜，其遠距雷達（二氧化碳偵測系統）可感應到遠距離外的獵物，靠近獵物後以近距離雷達（偵測體溫、濕度、顏色、及乳酸等碳水化合物代謝產物之氣味）鎖定獵物。

呼吸代謝　遠距誘蚊

人體可釋放約四百種新陳代謝化合物，而在人的呼吸中至少可以檢測出一百種化合物。其中，二氧化碳和乳酸已被證明是招引蚊子的重要化合物。二氧化碳，主要經由呼吸和皮膚釋出，作用時間長且可以在距離獵物三十六公尺（一百英呎）外被蚊子感應。乳酸（L-lactic acid）存在人的汗液及口腔中，是細菌分解糖類的代謝物，乳酸本身對誘引埃及斑蚊的嗅覺反應不強，但與二氧化碳及氨混合可提升蚊子嗅覺反應。蚊子的觸角上具有接受器可以感應二氧化碳及乳酸的刺激。壬醛（nonanal）也是身體產生誘引蚊子的化合物，與二氧化碳有加乘作用，可增加 50% 的蚊子捕捉率。

身體氣味　近距誘蚊

在近距離，皮膚的溫度和潮氣（濕度）及汗水成為主要吸引蚊子的因素。蚊子特別喜歡叮咬人的頭和腳，可能與這些部位的體溫和汗腺分泌物有關。較不易流汗的人比較不會受到蚊子的青睞。身體的皮脂、外分泌腺和汗腺，所分泌出的化合物，包括乳酸（葡萄醣厭氧發酵的產物）、丙酮酸（脂肪代謝的產物）和二甲基二硫醚的混合物對蚊子是很好的誘惑。二甲基二硫醚是細菌分解蛋白質的衍生物。

在室溫（27℃）及有汗水存在下，埃及斑蚊的嗅覺反應為 8.7 ± 2.8%；在無汗水存在下，若溫度升高至 30℃，則反應可增加至 23.0 ± 2.2%；若溫度為 30℃ 並有汗水存在時，反應增高為 64.7 ± 1.5%；埃及斑蚊對人手（體溫 36.5℃）的嗅覺反應為 86.2 ± 1.7%。顯示汗水中含有重要的誘引蚊子物質可明顯提高埃及斑蚊的嗅覺反應。

　　每個人身上排出的代謝化合物的成分是相似的，但這些化合物組合的比例則可因人而異，變化很大，過高或過低，都會降低對蚊子的引誘力。這也可解釋何以蚊子叮人吸血時會有選擇的偏好。如果身體有香皂或洗髮精殘留的香味或又塗抹香水，也會招引蚊子注意。

孕婦小孩　蚊子偏愛

　　女性在月經期間或者妊娠期間，因為內分泌發生改變，新陳代謝加快，排汗量較多，對蚊子的引誘力較強，較易招惹蚊子。處於發育期的小孩也容易招惹蚊子。

　　孕婦臨盆前，呼氣量比未懷孕的婦女多五分之一，呼出的潮濕氣體與二氧化碳對蚊子具有較強的吸引力。另外，和未懷孕的婦女相比，孕婦的腹部溫度較高，而體溫越高，皮膚表面的揮發性物質就越多，這些揮發性物質多屬於辛烯醇（octonel），是蚊子喜歡的開胃菜。濃妝豔抹也比較容易被蚊子叮上，多數化妝品都含有硬脂酸，這是蚊子喜歡的化學成物。

黃金比例　引誘蚊子

　　理想人工混合誘蚊物質為二氧化碳氣體／ 2.5% 氨水／ 85% 乳酸／ 0.1% 三碳酸（propionic acid）／ 1% 四碳酸（butanoic acid）／ 0.01% 五碳酸（pentanoic acid）／ 0.01% 七碳酸（heptanoic acid）／ 0.01% 八碳酸（octanoic acid）／ 0.01% 十四碳酸（tetradecanoic acid）／ 1% 硼酸。配製這種或類似配方的蚊子誘引物，置於黑色的容器中可吸引吸過血的雌蚊產卵並毒殺之。捕捉未吸飽血及已吸飽血的蚊子在疾病防治上有不同的意義。未吸過血或未吸飽血的蚊子尚未被致病原感染，

但因飢腸轆轆而吸血慾望難耐，一定會主動到處尋找血源目標。吸飽血的蚊子可能已感染有致病原，會找地方棲息並產卵。設計捕蚊陷阱，誘殺吸飽血或吸過血蚊子，可阻斷疾病傳播。

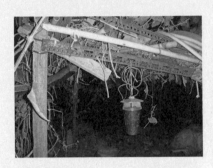

誘蚊產卵器（ovitrap）──模擬雌蚊喜歡產卵的環境，誘引吸過血的雌蚊產卵並毒殺之。除了可評估蚊蟲密度外，易可阻斷病媒蚊傳播疾病。

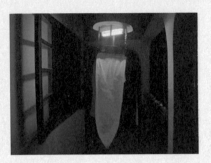

戶外捕蚊燈以藍光吸引蚊子入甕，此常用於流行病學調查及蚊種鑑定。

偏愛深色　忌避紅黃

蚊子不喜歡強光，所有蚊子都不喜歡紅光（620~750nm）及紅外線（波長超過 750 nm），蚊子也不喜歡橙光（波長 590~620nm）及黃光（波長 570~590nm）。誘引埃及斑蚊最強的波長是 500~530 nm，即在綠光（波長 495~570nm）及藍光（波長 476~495nm）的範圍。

穿深色衣服的人提供蚊子喜歡弱光的背景。深色衣服吸熱效果好且會捕捉留住二氧化碳，易招引蚊子。黑色是蚊子喜歡的首選對象，例如斑蚊，最喜停在黑色衣服上，其次是藍綠等顏色。紅外線、紅光、黃光不會吸引蚊子。

　　蚊子視覺的刺激可左右其飛行方向，當人們衣服是黑色時，衣服反光較暗，適合蚊子的棲息習性。相反，白色衣服的反光較強，蚊子會避開。雖然穿白色衣服無法避免被蚊子叮咬，但蚊子比較不喜歡白色。因此，穿黑色衣服比穿白色衣服容易被蚊子叮咬。

　　雖然蚊子對顏色有偏好，但人的體味才是吸引蚊子最重要的因素。換句話說，如果你的體味是蚊子所喜歡的，就算穿白色衣服或使用紅黃色燈泡也無法替你解危。

吸血偏好　荒謬訛傳

無關胖瘦

　　與燕瘦環肥無關，沒有證據顯示胖子比瘦子較容易被蚊子叮咬。

　　肺活量大的人及新陳代謝較快，呼吸中的二氧化碳較多及毛孔出汗多（汗水中許多細菌代謝產物五味雜陳），比較會招惹蚊子注意。

　　聰明的蚊子尋找獵物，會挑比較有營養的標的，膽固醇高或紅血球多的人比較容易被蚊子叮咬。

無關血型

　　有報告認為 O 型血的人比 A 型或 B 型的人較容易被蚊子叮上。但並無證據支持這個論點。人體吸引蚊子的因素相當複雜，皮膚上新陳代謝的產物及菌落的生態比血型對蚊子更具有誘惑力。

無關酸鹼

　　正常人體生理的血液酸鹼度是 pH 7.35 至 7.45（理想值是 7.4），超出這個範圍都是不正常，或呼吸或代謝出問題（如呼吸酸中毒／呼吸鹼中毒／代謝酸中毒／代謝鹼中毒）。低於 6.8 或高於 7.8，細胞機能停止，人體死亡。事實上，健康個體的血液是偏鹼的（pH7.4）。體

液除了唾液（pH 6.5-7.5）及十二指腸液（pH 7.0-7.5）外，其他部位如胃、小腸、大腸、眼淚、陰道等的 pH 值都是酸性的。由此可知，身體酸鹼平衡是生理調節，在醫學上沒有所謂的酸性體質，而「蚊子喜歡叮咬酸性體質的人」更是無稽之談。臨床上，患有糖尿病之病人並沒有比較容易吸引蚊子叮咬。

然而，蚊子叮咬人的確有偏好的傾向，影響的因素主要包括體溫、呼吸二氧化碳、及皮膚上的菌落代謝產物如乳酸。

網路時代人人可以發表論述，但沒有經過驗證或同儕評審（peer review），許多個人經驗或說法其可信度是不可信的。

蚊子愛你　情有獨鍾

你是否比較容易流汗？

你的新陳代謝是否比較快？

你是否比較怕熱？

你的個性是不是比較急躁？

你是否比較容易激動（生氣）？

你穿的衣服顏色是深色？

你是否塗抹某些香水或化妝品？

你的腳臭是否像臭乳酪氣味？

你是否每天更換襪子？

你是否喜歡喝啤酒吃奶酪？

十大魅力　勾引雌蚊

　　人類雖貴爲萬物之靈，但卻是蚊子的獵物，只要被它鎖定，它就會施展黏功，對你窮追不捨，你最好趕緊擺脫它形影不離的騷擾，否則一個不小心，你就會被叮上。如果你能奉行下列十大準則，保證母蚊子愛死你了，不僅讓她過著幸福快樂的日子，且蚊子蚊孫滿堂。

　　蚊子對你特別情有獨鍾嗎？你是蚊子的大情人嗎？什麼魅力讓你如此勾引蚊子親你？蚊子利用它的氣味感覺接受器去選擇它最喜歡的目標人群。這裡有十種方法，可以保證會有很多蚊子喜歡你。下列各種組合越多，氣味越合蚊子的胃口。

生龍活虎　招呼蚊子

　　沒有生命的東西，蚊子不感興趣。 蚊子可以偵測出你吐出的二氧化碳，你呼吸愈快（急促），蚊子就越喜歡親近你。人呼氣中放出的二氧化碳，蚊子在一百英尺（三十六公尺）以外的地方就能探測到。肺活量大的人能呼出較多的二氧化碳，蚊子嗅到後就群集而來。

體臭相投　承歡蚊子

　　蚊子是逐臭之夫的高手，愛死你的臭味。你的體味越陳越香，越有蚊緣。不要沐浴，最好臭汗衫繼續穿，好好蘊育一頓豐盛的晚餐供蚊子享用吧。

呼呼大睡　體貼蚊子

　　蚊子吸血不喜歡受到干擾，你要讓它有足夠的時間享用（吸飽）一餐，給它足夠的時間不慌不忙盡情吸允，讓它有飽足感，然後快樂地找陰涼的方休息吧。 睡覺時也不要亂動，蚊子的警覺性高，它會不斷地拜訪騷擾你，直到它滿意爲止，送給你的皰皰可能就不只兩個。

115

汗流浹背　伺候蚊子

汗漬是水分（濕氣）和氣味（體味）完美的組合，體汗是致命的吸引力。在炎熱的天氣裡汗流浹背，蚊子會感謝你如此貼心提供這麼好的誘惑，享受色味俱佳的下午茶。

提供暖氣　呵護蚊子

蚊子像可搜尋追蹤熱的導彈。你的體溫是溫暖的，它很快就找到你。雖然蚊子不能遠距離感覺到你身體的熱量，一旦它在你幾碼附近，你就被鎖定了。

深色魅惑　聚焦蚊子

蚊子偏愛深暗的顏色，尤其是黑色及藍色。收起米色卡其褲和白襯衫，改穿藍色牛仔褲和黑色 T 恤衫。你將是蚊子聚焦的目標，讓蚊子排隊拜訪你。

精油香水　蠱惑蚊子

如果你不喜歡自己的味道，花錢買些芳香精油好好泡個澡，蚊子會感謝你如此體貼營造花香氣芬，引導它飽食一頓豐富的晚餐。化妝打扮過火，也會招引蚊子注意。使用香水、髮膠、面霜等帶花香味的化妝品，被蚊子叮咬的機率都會增加。許多化妝品都含有可吸引蚊子的化學成分。

乳酸護膚　激勵蚊子

乳酸是我們的身體產生的自然代謝物，很合蚊子的胃口。很多護膚品含有甲型羥基化合物（乳酸），你的肌膚保養品，塗抹在皮膚上不但欲蓋彌彰，更如火上加油，讓蚊子喜不自勝。

臭襪薰天　討好蚊子

蚊子搜尋人體呼出的二氧化碳以接近目標，寄生腳掌的菌落及散發的特殊氣味讓蚊子鎖定獵物。蚊子偏好親你的腳腳，不是誤打誤撞，

是有原因的。蚊子愛臭腳，穿幾天不換的臭襪子簡直是蚊間美味。腳上生長的細菌和汗水混合成一個與乳酪類似的味道，蚊子喜歡乳酪是有道理的。人類腳上的細菌會散發出各奇異的飄香，混雜一起時，五味俱全，香氣四溢，對蚊子充滿了飄飄然的吸引力。 即使每天洗腳換襪子， 蚊子也可能會照咬不誤。此乃腳上皮膚的菌落已根深蒂固，無法清除，產生的氣味與乳酪 Limburger（一種荷蘭乳酪） 氣味相似，此乃蚊間極品，蚊子愛死了，百吃不膩。

啤酒奶酪　孝敬蚊子

　　晚上吃烤肉，喝啤酒佐以乳酪起司，就如同製造腳臭味，太誘惑了，讓蚊子喜出望外有消夜吃。酒精促進血液循環，血管擴張， 讓蚊子更能輕而易舉大快朵頤，即使醉倒在旁，做鬼也風流。

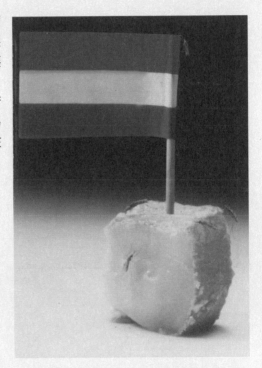

某些乳酪如 Limburger cheese 所釋出的氣味可比美臭腳丫或臭襪子，蚊子是逐臭之夫，愛死了這種味道。甘比亞瘧蚊被 Limburger 乳酪所吸引，紛紛停留在上面。科學家希望從中找出誘引瘧蚊的化合物，期能運用於瘧疾防治。

知己知彼　防蚊十誡

肺活量大的人。

汗腺發達與經常流汗的人。

新陳代謝較快的人。

孕婦及月經期間的女性。

剛做完激烈運動的人。

白天穿著深色衣服的人。

不常洗澡的人。

不每天更換襪子的人。

喜歡啤酒佐以乳酪起司的人。

濃妝豔抹的女性。

chapter 5

生物防治　環保剋蚊

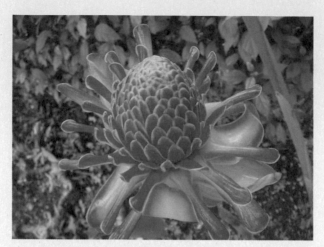

瓷玫瑰（火炬薑）。

咖啡山下的瓷玫瑰

第一次看到瓷玫瑰是在聖多美，那時候只能用驚艷兩個字形容它。

第一次看到咖啡樹是在聖多美，雖然喝了二十多年的咖啡，但這種不知擷取多少人心，讓人沉迷的小豆豆，竟是從小白花開始，果實由綠變紅轉黑，就如同發現廬山真面目，久久不能自已。

第一次看到可可樹是在聖多美，那掛在樹幹樹枝的紡錘型果實，有綠有黃有紅，儘管我迄今還分不清它的品系，但那口齒留香酸酸甜甜的果肉，還是令人怦心不已。

第一次看到麵包果樹是在聖多美，黑人小孩一溜煙地從樹梢拎著一顆麵包果下來，綠色的果皮在炭火中逐漸變黑，剖開的白色果肉，香香軟軟地口感，別有一番滋味。

120

　　葡萄牙航海家於十五世紀末（一四七○年十二月二十一日）發現聖多美島（Sao Tome），引進黑奴，建立農莊，在島上廣植咖啡與可可，從此咖啡與可可變成聖多美主要的經濟作物。雖然島上的奴隸制度在十九世紀末已廢除，聖多美也於一九七五年脫離葡萄牙獨立，但獨立後的聖多美還是籠罩在殖民地的陰影中。幾百年來，島上的黑人只有被壓榨與迫害，不僅沒有溫飽，疫病更是叢生，尤以瘧疾為甚，小孩要活過五歲才有機會長大。

　　數千年來，人類飽受瘧疾蹂躪。我們對瘧疾的了解，卻是最近一百年的事。我們終於知道瘧疾是由蚊子（瘧蚊）叮咬傳播的，這麼簡單的事實，今天我們還是苦無良策根除瘧疾。儘管世界衛生組織將它列為全球三大傳染病積極防治（另外兩種為愛滋病與結核病），每年還是有一百萬人死於瘧疾，而且主要是在熱帶非洲。

　　上個世紀六○年代，世界衛生組織企圖以 DDT 噴藥將瘧疾根除（eradication），雖然許多地區的瘧疾得以清除（elimination），但 DDT 對環境生態的危害，迄今我們還活在夢魘中。寂靜的春天給人類敲下警鐘，但健忘的人類仍然奉信人定勝天的法則，不斷地開發新的殺蟲劑，殊不知肉眼看不到的微小生物總能找到生命的出口，所謂道高一尺，魔高一丈，微生物的抗藥性總是在考驗人類的智慧。

　　醫療與農技援助是我們關懷第三世界的主軸。蜻蜓點水式的巡迴義診總能短暫地博取當地居民的好感及媒體的報導，但疾病的防治千頭萬緒，非腳踏實地無法竟其功。聖國瘧疾在臺灣及其他國家的協助下，經過十年的努力，年盛行率由高達 50% 降至 5% 以下，然而擺在眼前的挑戰是，如何

進一步做到清除。如果目前的防治措施稍有閃失或鬆懈，瘧疾隨時會反撲，一次爆發流行的失控處理，可能就會把瘧疾流行帶回原點。在熱帶非洲的瘧疾流行區，對瘧疾的後天免疫力是讓當地居民存活下來的天擇。除非能將瘧疾根除，否則，在自然感染逐漸減少時，很難繼續維持這種族群後天免疫力，對瘧疾後天免疫力的降低意味著感然死亡率增高的潛在威脅。解決這個難題，除非能成功開發出有效的瘧疾疫苗。然而，在可預見的未來十年內，瘧疾疫苗恐怕還是只讓人引頸盼望。整合目前的醫療科技，我們只能將瘧疾從大問題變成小問題，但我們還得戰戰兢兢，否則就會前功盡棄。

農業技術援助的出發點是美好的，但當以經濟規模的考量，導入精緻農業的型態後，化學肥料與殺蟲劑的使用就開始汙染這片乾淨的土地上，農民開始濫用殺蟲劑，即使沒有能力購買，也會想辦法偷取。化學肥培育長大果實累累的矮種木瓜逐漸取代野生高高在上又大又甜的木瓜，為了有更多的面積可以開闢農作，許多天然生長高大的麵包樹紛紛倒下。人們開始迷戀麵包店裡糕餅飄香的滋味，遺棄了老天賜給大地子民最珍貴純潔的麵包果。殺蟲劑使生態惡化，也加重了瘧蚊抗藥性的擴散。樹木的砍伐，更加重了土石流的威脅，生存危機重重。當這塊土地不再是有機園地時，當瓷玫瑰不再處處，大地的子民或許會醒悟，到底是為了什麼？

人類頂著科技的光環，以為可以解決許多問題，卻引發了更多的生態失序問題，為了收難攤子，我們又發明又創新，這稱之為進步。年輕時，我相信科技是硬道理，現在我總在思考如何反璞歸真。

遺世桃源普林西比

葡萄牙人於一四七一年一月十七日發現普林西比島（簡稱普島），也就是在發現聖多美島一個月後。普島位於聖多美島東北方約一五○公里處，面積約一百平方公里，是典型的火山島，島上住民有六千多人。二○○○年七月我率瘧疾考察團第一次拜訪普島，直至二○一○年一月初我離開聖多美，共訪問普島五次，每次停留時間二星期以上。

普島像一顆孤懸於西非幾內亞灣的小明珠，不容易在世界地圖上找到它，島上民風純樸，與世無爭。若非臺灣協助普島瘧疾防治，這個遺世桃源，恐怕沒有幾個人知道。作為瘧疾防治的先鋒，每一種策略或方法總是由普島開始試行，然後再擴及聖多美本島。聖多美政府財政艱困（年度預算一半以上靠外援），聖多美島泥菩薩過河，只能讓普島成為自治區，放牛吃草，自力更生。島上雖處處可見葡萄牙殖民時期的建築，然不堪歲月風雨的摧殘與侵蝕，許多農莊幾乎已成廢墟，經濟作物咖啡與可可也逐漸荒廢遺棄，島上了無生氣，只能寄望有朝一日瘧疾能清除，發展旅遊業，成為外來觀光客的天堂，才有機會醜小鴨變天鵝。

相對於聖多美本島，普島具有更好的條件可以將瘧疾清除。地理位置與非洲大陸的隔離，比聖多美島還孤寂。除了來自聖多美島的少數航班外，與外界接觸的交通工具主要是大部分漁民的獨木舟，幾艘破舊的小漁船，以及一艘臺灣捐贈的交通船，定期往返於普島與聖多美。

臺灣團隊的努力與普島居民的合作，二○○九年普島瘧疾疫情終於獲得穩定的控制，達到符合世界衛生組織瘧疾清

除前期（pre-elimination）的標準。我們將抗瘧成果四篇論文發表於國際瘧疾著名學術期刊並獲世界衛生組織瘧疾年報（2011）引用。就在只缺臨門一腳之際，外交部與國合會的內門，人事的糾葛使我不得不放棄聖多美的防瘧工作，我只能衷心地祝福普島的人們，希望他們再接再勵，早日脫離瘧疾的擺佈。

回顧在普島的點點滴滴，有時不覺啞然傻笑。為了實地了解普島瘧疾防治的困難與解決之道，在那一百平方公里的火山島上，那些日子，上山下海，親自訪視全島將近一千戶的住家。因為沒有環島公路，要前往散佈在海邊的漁村，以徒步的方式根本不可行，只能靠獨木舟出海環繞普島一圈，逐村搶灘登陸，在洶濤波湧的汪洋大海中，一葉扁舟隨時都可能被深海惡浪吞沒，不知哪來的勇氣與信念，我也跟著搶灘登陸，逐村訪視，完成瘧疾篩檢工作。或許我是以獨木舟環繞普島的第一個臺灣醫師，讓我體會大自然的偉大與自我的卑微。在那風雨交加無助的海上，生命脆弱有如轉瞬即逝。生命就是那麼脆弱，許多人汲汲營營一生，功名利祿究竟能給心靈帶來多少慰藉。

那一幕永遠停格於我大腦記憶的深處，那是一家漁民五口漁牧於汪洋大海中。當我們剛離開某漁村不久，一葉扁舟迎向我們而來，我們知道這是晚歸的漁民，因為我們要趕往下一個漁村，不可能再調回頭上岸，於是兩葉扁舟平行併排於顛簸的海上，就在海上幫他們作篩檢，除了夫婦倆人外，本以為只有兩個小女孩，突然發現在雨布覆蓋下還有一個幼兒，看到這些小孩臉上茫然的表情，我不禁潸然淚下，我不禁要懷疑這世界究竟有沒有上帝，為何同是上帝的子民，造

物者這麼殘忍。事隔三年後的今天，每每想到那一幕，我還
會激動不已，我甚至都不願再看那些照片，小妹妹們，妳們
安否？

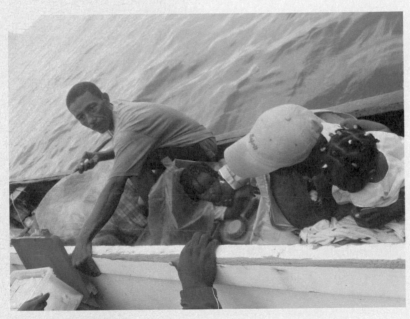

普林西比島的海上篩檢瘧疾。

蚊子的天敵與剋星

以物剋物　蚊生蚊死

　　在食物鏈上，蚊子的天敵有蜻蜓、劍水蚤、青蛙、魚類、蜘蛛、蝙蝠等。生物防治是利用蜻蜓、食蚊魚或劍水蚤攝食孑孓，或釋放細菌毒素毒殺孑孓或將人工絕育的雄蚊野放使交配的雌蚊無法產生子嗣，達到減少蚊子種群的數量。生物防治方法，並不是要將某種蚊子斬草除根，而是將某種病媒蚊種群的數量減少至一定程度，減少人被蚊蟲叮咬的機會，從而降低疾病流行的風險，但對生態環境不會產生不利的影響。

　　生物防治與環境防治及化學防治一樣，適合對付蚊子的幼蟲期。因為蚊幼蟲集中於孳生源，而一但羽化為成蚊就較難掌握其棲息處，故以生物防治策略對付蚊子的幼蟲，成本效益較高。

　　生物防治所使用的蚊子天敵，其存活力及施用環境，加上成本效益考量等因素，影響這些方法的實用性。

大肚孔雀　食蚊孑孓

　　大肚魚（*Gambusia affinis*）及孔雀魚（*Poecilia reticulata*）是兩種常見的外來種淡水小型魚，主要棲息於溪流、池塘及田間、渠道等水域。繁殖能力強，能在受污染或低含氧量的環境中生存（酸鹼值六至八）。雜食偏肉食性，以浮游動物、如孑孓等之水棲昆蟲為食（每隻大肚魚每天可獵食四十隻斑蚊幼蟲）。在蚊蟲生物防治上，具有低成本之優勢，但只適合應用於小池塘及居家觀賞之魚缸。在大池塘及湖泊則以

吳郭魚（Tilapia）爲適當。

　　臺灣土產的蓋斑鬥魚（閩南語稱三斑），以獵食水生昆蟲幼蟲及浮游動物見長，但因生態受殺蟲劑的汙染，加上外來種鬥魚的入侵，蓋斑鬥魚的生存已受到嚴重的威脅。

　　十九世紀初，美國曾以大肚魚在夏威夷做爲生物防治控制病媒蚊傳播的腦炎。巴拿馬運河開鑿期間，大肚魚曾被應用於黃熱病病媒蚊孳生源之控制，降低黃熱病之流行。但並不是所有積水的地方都適合以食物鏈作生物防治以控制蚊子族群。水生環境若氧濃度低或水生植物過多均會干擾大肚魚對蚊子幼蟲的獵食。而水深超過三十至四十公分的開放空間反而對蚊子幼蟲生存不利。

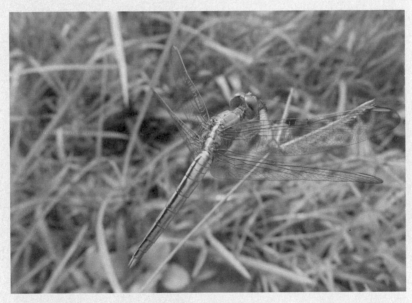

蜻蜓有點水飛龍之稱，據估計一隻蜻蜓能在1小時內吃掉近千隻蚊子。而一隻蜻蜓幼蟲能吃3000多隻蚊子幼蟲。蜻蜓是生態的指標，在環境汙染日益惡化的今天，應用蜻蜓控制蚊子族群，似乎變成遙不可及的事。

論劍水蚤　斑蚊剋星

　　與捕蚊魚相比，劍水蚤（Cyclopoid copepods）吃埃及斑蚊子孓的本事，毫不遜色，但劍水蚤不會獵食瘧蚊或家蚊的幼蟲。此外，劍水蚤只能攝食第一齡及第二齡的埃及斑蚊子孓，對較大齡期的幼蟲及蛹束手無策。一般而言，劍水蚤壽命可達一個半月以上，雄蟲壽命最久可達二個月，雌蟲壽命最長可達三個月之久。實驗室觀察，劍水蚤一日可以捕食多達四十隻一齡幼蟲。在越南，施放劍水蚤以捕食埃及斑蚊幼蟲是登革熱綜合防治之一環。在臺灣，於都會區不易清除積水之蚊蟲孳生源，施放劍水蚤可降低埃及斑蚊族群。

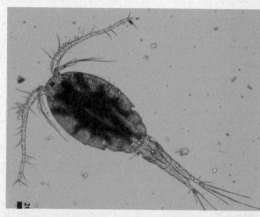

上圖：
北碚中劍水蚤（*Mesocyclops pehpeiensis*）。

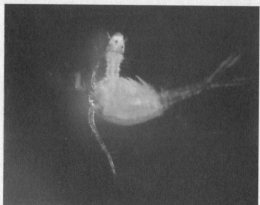

下圖：
在越南，施放劍水蚤以捕食埃及斑蚊幼蟲是登革熱綜合防治之一環。在臺灣，於都會區不易清除積水之蚊蟲孳生源，施放劍水蚤可降低埃及斑蚊族群。

蘇力菌素　孑孓穿腸

　　蘇力菌（*Bacillus thuringiensis*）是一種殺昆蟲的病原菌，為喜氧或兼性厭氧革蘭氏陽性桿菌，當營養不足或環境不利時，停止分裂而形成孢子並產生一種三角多面體內毒素（δ-endotoxins）又稱殺蟲晶體蛋白（insecticidal crystal protein），這種結晶蛋白對蚊子幼蟲具有毒殺作用。

　　蚊子幼蟲攝取蘇力菌素後，殺蟲晶體蛋白在幼蟲腸道中受鹼性腸液和蛋白　的作用下，變成有活性的毒素，在幼蟲中腸造成腸壁上皮細胞穿孔破裂，使幼蟲死亡。

　　幼齡的孑孓攝食多且快，蘇力菌素對第一齡及第二齡幼蟲毒殺效果好，但晚齡期（第三齡和第四齡）的幼蟲較不進食及蛹完全不進食，蘇力菌素就很難發揮毒殺作用。蘇力菌素毒殺孑孓的濃度依環境不同會有差異，但一般而言，約 0.1 ppm 即足夠。於蚊蟲孳生源使用蘇力菌素，必須每星期施放一次。若使用長效型蘇力菌素製劑，可提升成本效益。

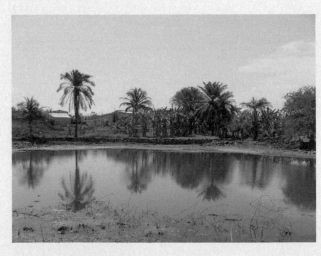

蚊子孳生源有永久性及暫時性兩種。永久性孳生源終年積水無法排除（如水塘），在旱季時期，成為瘧蚊孳生源。

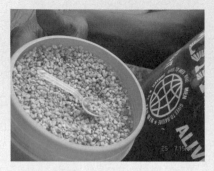 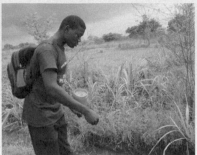

顆粒狀蘇力菌素——使用蘇力菌毒素做孳生源　　於暫時性孳生源施放蘇力菌素。
防治，避免或減少蚊蟲孳生。

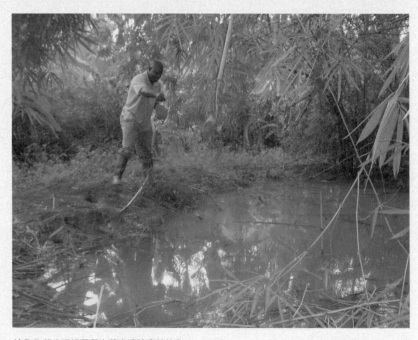

於永久孳生源投藥蘇力菌素清除瘧蚊幼蟲。

正本清源　因蚊制宜

蚊子的孳生地不外乎有水的環境及吸血的對象（人或動物）。

瘧蚊孳生地的水通常是乾淨的或流動的，若受工業廢水或化學試劑汙染，瘧蚊則無法生存。斑蚊孳生地的水通常存在於積水容器內，如空瓶罐、廢棄輪胎、儲水器等。新興城市人口密集，常因廢棄物亂丟，造成人為積水環境，是埃及斑蚊絕佳繁殖場所。熱帶家蚊及地下家蚊對骯髒的環境適應自如，對殺蟲劑的抗藥性也很強。

孳生源清理不易做好，幼蟲棲息處可能很小，不顯眼而且到處都有。許多小水塘或水窪是下雨才形成的，瘧蚊幼蟲在幾天內就完成發育，在水乾之前就變為成蟲。此種暫時性的積水，很難預測何地何時會有孳生源發生，要在成蚊出生前即時將幼蟲撲滅並不容易。

登革熱防治最重要的方法是清除積水容器，杜絕埃及或白線斑蚊的孳生，其他處置如生物捕食或噴藥，都是輔助或緊急對付病媒蚊的作法。事實上，沒有妙方或秘密武器可以取代最基本最有效的孳生源清除。

明顯的孳生源比較容易處理與監控，但隱性的孳生位置（如屋頂排水管、樹洞等）很難察覺也不易清除，這是登革熱病媒蚊防治的死角。

針對都會區地下室積水之問題，首要之務是應設法排除積水。若積水無法清除，可使用世界衛生組織建議的亞培松粒劑，當可迅速將蚊子幼蟲殺死；或應用商品化的蘇力菌素毒殺蚊子幼蟲；此外，施放劍水蚤，亦可達到獵殺埃及斑蚊孑孓的效果。

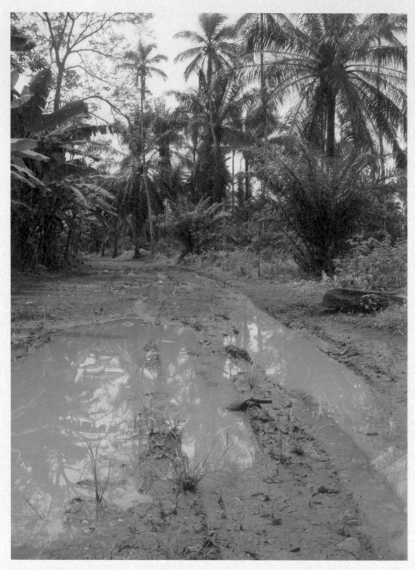

暫時性孳生源因雨季而增加，雨季期間，馬路泥濘不堪，產生許多暫時性蚊子孳生源。
例如泥巴路被車輪壓過造成的凹痕，遇雨積水也可變成蚊子幼蟲的孳生源。

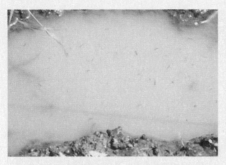

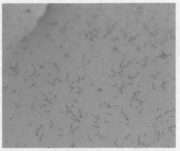

在熱帶非洲，雨季期間，即使是一個窪坑也可以變成瘧蚊的暫時性孳生源。

暫時性低窪積水長滿甘比亞瘧蚊幼蟲。

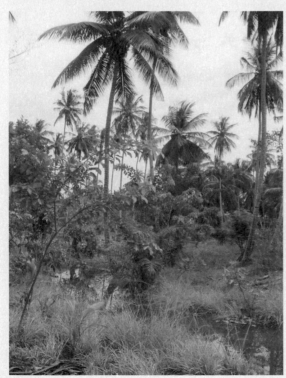

雌蚊產卵，擇優而棲──陰涼有水草的濕地是雌蚊產卵絕佳場所。

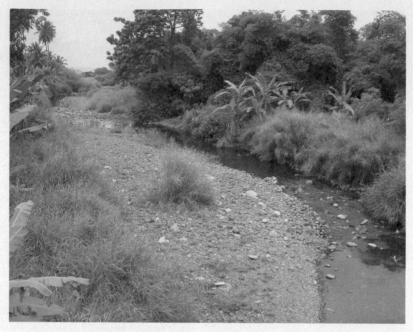

流動緩慢有水草的溪邊是瘧蚊理想的孳生地。

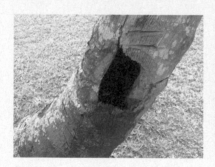

椰子樹洞也是很好的暫時性瘧蚊孳生源。

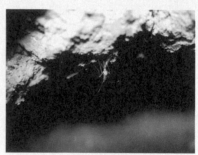

在大太陽下，甘比亞瘧蚊躲在螃蟹洞內休息納涼避暑。

134

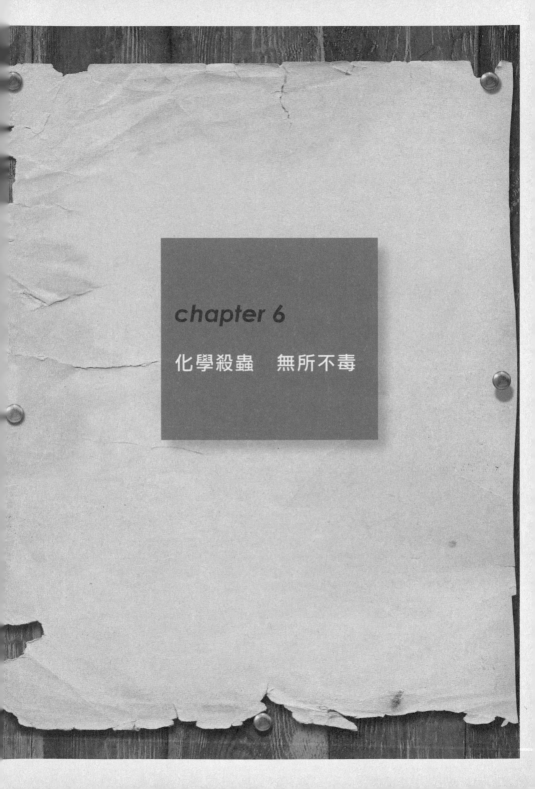

chapter 6

化學殺蟲　無所不毒

含藥蚊帳防蚊新寵

　　千禧年之前，我第一次到聖多美考察瘧疾流行概況，那時有一些非政府組織已開始在聖多美推廣含藥蚊帳，只不過當時所使用的是浸藥蚊帳，亦即將普通蚊帳浸泡在除蟲菊精藥水裡，晾乾後使用。這種第一代的含藥蚊帳每隔半年需重新泡藥一次，才能維持其驅蚊與殺蚊的作用。然而，在熱帶非洲，交通運輸與信息聯絡非常不方便，而且住家通常沒有門牌號碼，每半年分發藥劑給住戶完成蚊帳浸泡是一件大工程的事。

　　為了解決這個每隔半年需重新浸泡的麻煩，科學家想了兩種方法改善含藥蚊帳的製作。一為以塗層（coating）技術將已做好的蚊帳在工廠裡完成含藥處理，另一種方法則是以崁入（incorporating）技術將殺蟲劑均勻分布於紡紗母粒中，換句話說，製造蚊帳的網布已含有殺蟲劑。塗層法適用於聚酯纖維（polyester），而崁入法則適用於聚乙烯纖維（polyethylene）。無論是塗層法或崁入法，所製造出來的蚊帳如果可耐洗二十一次還對蚊蟲有90%以上的擊昏作用及致死作用，稱為長效含藥蚊帳（long-lasting insecticide-treated nets，簡稱LLINs），在正確使用下，這種長效含藥蚊帳可耐用至少三年以上。

　　早期的含藥蚊帳的材質都是白色的聚酯纖維，質地柔軟適合作婚紗禮服，有些居民結婚時就拿它來改做為婚紗。聚酯纖維製作的含藥蚊帳因孔隙較密，通風性較差，晚上睡覺時悶熱難受，影響使用意願，也是缺點之一。為改善通風，改使用質地粗硬且孔隙較大的聚乙烯纖維含藥蚊帳，且蚊帳

顏色為藍色、綠色或紅色（避開白色），但在貧苦的漁村，有些漁民將這種蚊帳當漁網使用，在近海或河流裡捕魚或撈魚，我們可看到蚊帳就當漁網鋪曬在大太陽底下。

　　含藥長效蚊帳之推廣使用是世界衛生組織推動的擊退瘧疾計畫中扮演很重要的角色，二十年前誰提出這個點子已不可考，當初的保護設計主要是針對孕婦及小孩（尤其是五歲以下）兩大罹患瘧疾的高風險族群，但長效含藥蚊帳在非洲瘧疾防治計畫中的成效非常顯著，許多資源缺乏的國家或地區，單靠推動長效含藥蚊帳，只要社區使用率超過60%，就能產生社區整體保護作用，降低社區瘧疾的發病率、盛行率及死亡率。含藥長效蚊帳之所以可以發揮防蚊抗瘧作用，主要是所使用的除蟲菊殺蟲劑不但具有瘧蚊驅避作用，而且可以使瘧蚊失去食慾，叮人吸血慾望降低，更重要的是，瘧蚊一但與含藥蚊帳接觸，就會中毒死亡。這種作用也同樣發生在斑蚊身上，因此長效含藥窗門簾很有潛力可應用於登革熱防治。不過，對家蚊而言，天不怕地不怕，家蚊對除蟲菊精殺蟲劑已練出一番抗藥真功夫，含藥長效蚊帳對家蚊已是無用武之地。

　　世界衛生組織在非洲設下的目標是平均每兩人至少有一頂長效含藥蚊帳。在非洲，長效含藥蚊帳幾乎是免費供應，捐贈者除比爾蓋茲及全球基金外，尚有許多國際非政府組織也共襄盛舉。具估計，整個非洲大陸的需求量是三億頂長效含藥蚊帳，目前每年需一億頂汰舊換新。而目前（2013）世界衛生組織認證合格的廠牌只有十家，根本供不應求，以至於贗品或劣質產品充斥市場，雖然世界衛生組織要求非洲各國採購長效含藥蚊帳必須要有原廠出廠證明及港口輸入許可

證，但來自中國大陸的假貨還是不絕於途。此外，這些合格的廠牌幾乎都由世界強權所掌控，在既得利益的保護下，壟斷非洲市場，大發瘧疾財，也賺進了許多慈善機構及善心人士的捐款。

長效含藥蚊帳之發明固然使瘧疾防治有突破性的進展，但也面臨一些問題及挑戰。每年有大量的聚酯纖維及聚乙烯纖維被拋棄在非洲，對環境生態的威脅必須加以重視，或許開發一種材質使用三年後即可自動分解的長效含藥蚊帳是當務之急。而抗藥性的擴大則是早晚必須面對的另一個難題，是否有其他替代殺蟲劑可備用，例如：新一代吡咯（pyrrole）殺蟲劑蟲蟎腈（chlorfenapyr）取代合成除蟲菊精，也正在考驗科學家的智慧。

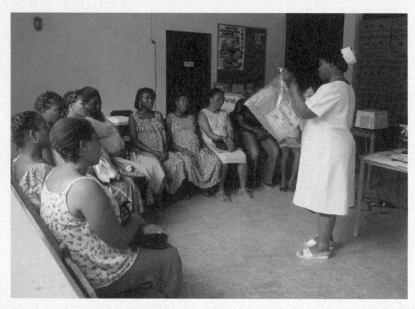

衛教孕婦使用長效含藥蚊帳預防瘧疾。

開啟新的生命出口

　　在大宇宙中，人類微不足道如小宇宙裡的微生物世界。病毒、細菌、黴菌、原蟲、蠕蟲、昆蟲等構成一個多姿多采的微觀世界。在微生物世界有其獨特的食物鏈生態，彼此唇齒相依。人類與微生物的關係複雜，但人類是最自私的動物，除了對地球上有限的資源巧奪掠取外，為保障自身的安全與健康，對己身不利的微生物及寄生蟲會想方設法加以殲滅，其中最常用的手段就是以化學藥物當武器，無論是治療或預防，總要除惡務盡，就怕斬草不除根，後患無窮。

　　蚊子是人類最大的敵人，雖然只是一小口虛情假意的親吻，也會給我們帶來疾病與死亡。自一九四二年DDT問世以來，人類如獲至寶，彷彿以為從此天下百蟲不侵，雜草不生。殊不知DDT殺蟲劑對環境生態危害究竟有多深，《寂靜的春天》這一本書可以告訴你許多夢魘的故事。另一方面，DDT濫用的結果，不到三十年，蚊子都不怕了，美國於是在一九七二年宣佈禁止使用DDT。從此，其他殺蟲劑包括合成除蟲菊精（pyrethroids）就取而代之，尤其是合成除蟲菊精對人類的毒性低，與其他殺蟲劑比，相對安全，故合成除蟲菊精在全球廣泛大量地使用。根據達爾文優勝劣敗的演化觀點，合成除蟲菊精使用頻率越高，則天擇淘汰壓力越大，蚊蟲抗藥性個體越快顯現。在熱帶非洲，合成除蟲菊精不僅用於室內殘效噴藥，也廣為長效含藥蚊帳所使用，傳播瘧疾的主要病媒蚊甘比亞瘧蚊普遍對合成除蟲菊精產生抗藥性，以致於世界衛生組織不得不於二○○六年宣佈DDT可以重新使用於室內殘效噴藥，科學家認為DDT禁用已超過三十年，當年蚊

蟲對 DDT 產生抗藥性的基因已隨時間推移而被稀釋或消失，不幸的是，對 DDT 產生抗藥性的基因還普遍存在蚊蟲族群中。

面對生存危機，蚊蟲如何在鋪天蓋地的殺蟲劑世界殺出一條生路？蚊蟲為找尋生命的出口，會以兩種方式來呈現抗藥性，即生理性抗藥（physiological resistance）與行為性抗藥（behavioral resistance）。

生理性抗藥比較複雜，可區分三種不同的機制。最常見也最容易評估的是標的位抗藥（target site resistance），殺蟲劑（DDT 或合成除蟲菊精）的殺蟲機制是作用在蚊蟲神經細胞的電壓門控鈉離子通道（voltage-gated sodium channel），殺蟲劑與此通道結合，而延遲此通道之關閉並使細胞動作電位拉長，造成神經細胞不斷地發火，抽搐癱瘓麻痺，終究導致蚊蟲死亡。如果殺蟲劑的標的位有了變化，對殺蟲劑不再敏感，於是產生抗藥性，通常以擊昏抗性（knockdown resistance，簡稱 kdr）表示蚊蟲對殺蟲劑可忍受較久的暴露而不會被擊昏。目前已知鈉離子通道的突變與合成除蟲菊精抗藥性有關，最常見的是密碼 1014 的白胺酸（leucine）殘基被苯丙胺酸（phenylalanine，1014F）取代，或被絲胺酸（serine，1014S）所取代。這些密碼點突變成為檢測抗藥性常用的篩檢標記。雖然擊昏抗性基因與合成除蟲菊精與 DDT 的抗藥性有關，但此抗藥對偶基因的單獨存在，無法完全解釋何以合成除蟲菊精對蚊蟲失靈的問題。換句話說，還有其他機制參與抗藥性的表現。

代謝性抗藥（metabolic resistance）是第二種生理性抗藥，蚊蟲體內的細胞色素 P450（cytochrome P450）是將合成除蟲

菊精代謝的主要解毒酵素系統，如果此酵素系統中任何一種或多種解毒酵素活性升高，在殺蟲劑與標的位結合前，足以將殺蟲劑隔離或去毒，則會使殺蟲劑失去毒性。甘比亞瘧蚊的細胞色素 P450 系統有 111 種酵素，但其中只有少數酵素具有解毒作用，這些解毒酵素過度的表現將使殺蟲劑相形失色，對蚊蟲無用武之地。

　　第三種生理性抗藥是蚊蟲的表皮性抗藥（cuticular resistance），可降低蚊蟲對殺蟲劑的攝取，是較次要的抗藥機制。例如蚊蟲跗足表皮變厚，可減緩親脂性殺蟲劑之穿透性或防止殺蟲劑侵入蚊蟲體內。

　　行為性抗藥通常出現於室內密集使用殺蟲劑之狀況，但蚊蟲行為的改變是與基因有關還是適應的結果，尚無定論。例如長期室內殘效噴藥的結果使甘比亞瘧蚊吸血與棲息行為改變：提早或延後吸血時間，由室內吸血變成室外吸血，由室內棲息變成室外棲息等，對瘧疾防治產生深遠的影響，在殺蟲劑抗藥性流行病學上，甚至比生理性抗藥還嚴重。目前在熱帶非洲廣泛實施室內殘效噴藥及使用長效含藥蚊帳，已發現甘比亞瘧蚊傾向於戶外吸血，使戶外瘧疾傳播的風險大為增加，如何加強預防戶外瘧疾感染，將需要新的策略以應付未來的挑戰。

　　行為性抗藥亦可以對蚊蟲有驅避作用來表現，在西非象牙海岸北部的 Korhogo 瘧疾疫區，科學家發現超過 80% 的甘比亞瘧蚊帶有擊昏抗性點突變（kdr 1014F）對偶基因，但使用長效含藥蚊帳防治瘧疾卻成果斐然，與對照組比較，可見蚊子帶蟲率減少 55%，五歲以下小孩的瘧疾發病率降低 56%。這說明為何在除蟲菊精抗藥頻率高的熱帶非洲，繼續

使用長效含藥蚊帳對個人預防瘧疾仍然有效。合成除蟲菊精對蚊蟲的驅避作用是蚊蟲行為性抗藥的一種表現,蚊蟲也知趨吉避凶,明哲保身。利用行為性抗藥這個矛盾,使蚊蟲對我們不敢欺身靠近,也可以達到防蚊驅蚊的效果。

　　人類施加於蚊子的殺蟲劑,無法將蚊子趕盡滅絕,所謂道高一尺,魔高一丈,新發現的殺蟲劑永遠趕不上抗藥性的產生與擴散,蚊蟲總會找到生命的出口。人類應該反思,我們從蚊蟲與殺蟲劑對抗中學到些甚麼。

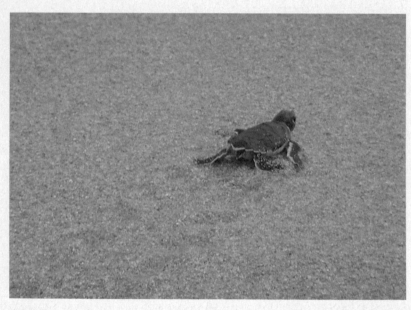

生命的出路,奔向海洋。

蚊子出招人類敗退

　　我們的邦交國很多都是蚊子大國，蚊子傳播疾病特別嚴重。因此，醫療外交勢必得面對蚊子外交。曾有一位外交資深秘書說：「外交是吃吃喝喝，說一些言不由衷，蚊子聽了也會感動的話。」蚊子會傳播疾病是無庸置疑，外交要說謊欺騙也是天經地義。但蚊子不笨，不要忘記，蚊子是地球上最兇惡

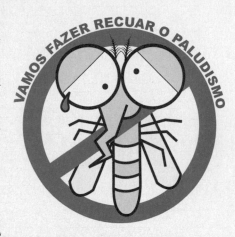

大家一起來擊退瘧疾。

的動物，也是人類最大的敵人。外交則是世界上最不需要有成本概念的工作，唯一的專長就是見風轉舵，見機行事。人類學告訴我們人蚊的鬥爭歷史超過千年，人類還沒有贏過一回合。不幸的是，很少有外交官懂人類學，當蚊子碰到外交，外交煞有介事地說：「要蚊死，蚊就不得生。」蚊子哈哈大笑：「怎麼會有這麼狂妄無知的人類跟我們打交道。」

　　臺灣外交的處境有時可以窩囊兩個字形容。我們對外的援助都是以鞏固邦交為目的，雖然也美其名為人道援助，但對方並不領情，視為雙方利益交換。正因如此，我方唯恐對方不高興，唯恐得罪對方，總是被對方威脅勒索。雖然我方也會曉以大義，但外交是現實的，「兄弟之邦」或「深厚友

誼」都可在一夕之間蕩然無存。二十多年來的醫療外交，一直停留在表面風風光光的醫療服務上，這種短打成本效益比較高？好不容易，終於有個國際視野的聖多美瘧疾防治計畫，卻因外交的短視與好大喜功，弄到進退兩難的窘境。有個蚊子大老喜歡講大話，誓言要以生化武器噴藥將聖多美瘧蚊絕子絕孫，讓某些天真的外交人員喜出望外，引頸盼望那一天很快就會到來。十多年過去了，聖國瘧蚊不但沒有減少，卻變聰明也不怕藥了。蚊子的吸血大餐時間提早了，黃昏後就開始在屋外川流不息（原本是深夜在屋內吸血用餐）。

　　蚊子本來不會耍詐，吃飯時間到了就找血吸。人們把屋內牆壁天花板噴滿藥，啟動生化武器的陷阱，等著蚊子自投羅網，但蚊子不會全是呆瓜，餓昏了，不顧一切衝進去送死。蚊子總會有腦袋清醒的先聖先賢，傳授守株待兔的教戰守則，耐心在外面等著，不信人們可以整晚都不出門。蚊子的老祖宗早料到人類的猙獰可怕，在蚊子的基因庫裡已預先設定好應變程式，以便逢凶化吉。不僅可以啟動抗藥基因，也會藉力使力，驅吉避凶。人們不要怪蚊子出奇招，只怪不懂蚊子的心，人們為何那麼小氣要斤斤計較那麼一點點食物（五微升的血液）給蚊子分享。其實，蚊子也不喜歡吸有帶蟲的血，據一項研究報告指出，約有五分之一吸瘧疾病患血的蚊子無法活過一個禮拜，蚊子吸到不健康的血也不舒服，也是無辜的受害者。偉大的人類，如果真的慈悲為懷，就應該發揮人飢己飢人溺己溺的無私精神，應用生物科技，改造蚊子的味覺與嗅覺，全部改吃素並確保每隻蚊子每餐都能吃到健康食品。蚊子不帶病菌，人類就不會生病，疾病自然就消失了，從此人與蚊相安無事，過著幸福快樂的日子。

144

化武新招對抗蚊子

除蟲菊精　無所不在

　　常用於病媒蚊防治的殺蟲劑有三大類，有機磷藥劑（organophosphates）、合成除蟲菊精藥劑（pyrethroids）及氨基甲酸鹽藥劑（carbamates）。其中以合成除蟲菊精對人畜的毒性最低而廣為使用，包括賽滅寧（cypermethrin）、賽飛寧（cyfluthrin）、賽酚寧（cyphenothrin）、第滅寧（deltamethrin）、賜百寧（esbiothrin）、百滅寧（permethrin）、酚丁滅寧（phenothrin）、治滅寧（tetramethrin）等。合成除蟲菊精不僅使用於環境空間噴藥（包括家庭常用的壓縮噴霧罐），也廣泛使用於傳統蚊香、電蚊香及蚊帳、窗門簾、防蚊外套等。

空間噴藥　鋪天蓋地

　　使用噴霧機將藥劑打散成微粒（$30\,\mu$m 以下），如超低容量劑（UL）、液劑（SL）、水基乳劑（EW）、乳劑（EC）或油劑（OL），使微粒懸浮於空間中，病媒蚊接觸後被毒殺。疫情爆發或病媒蚊指數高時，戶外空間噴藥是防疫必要的緊急處置，可以暫時降低病媒蚊密度，但因易受環境及氣候因素影響，一般而言，只能維持兩星期，藥效無法持久。

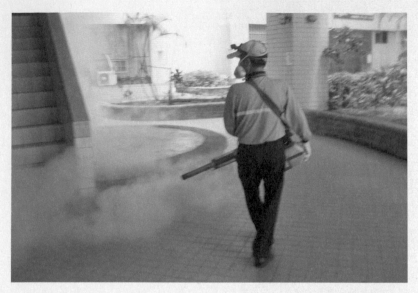

登革熱戶外空間噴藥——以噴霧機將殺蟲劑打散成微粒（小於30μm），可使微粒懸浮於空氣中，病媒蚊接觸殺蟲劑微粒而中毒死亡。常用於登革熱緊急防治，避免疫情擴大。空間噴藥由屋外週遭環境先噴，然後噴屋內，人畜必須離開，並將門窗緊閉至少30分鐘，才能打開通風。空間噴藥最大的缺點是藥效僅能持續約兩星期，且易受氣候（如風向、下雨等）的影響，只能應用於緊急防治，不可作為常規防治之使用。

室內殘效　抗瘧利器

　　以噴霧機將定量之藥劑，如溼性粉劑（WP）、懸浮劑（SC）或微膠囊劑（CS）均勻噴灑於病媒蚊經常活動棲息場所的物體表面上，使其於棲息時，因接觸藥劑而中毒死亡。在推行瘧疾防治時，如果屋內未實施室內殘效噴藥，夜晚屋內有人睡覺時，屋外的瘧蚊會飛進屋內，每隻進入屋內的蚊子都會叮咬人，吸血後離開，在屋外棲息而存活，此為瘧疾傳播的主要途徑。

　　為阻斷瘧疾流行，在瘧疾疫區實施室內殘效噴藥，科學家估計平均屋外每一百隻蚊子中只有三十隻會進入屋內（其他七十隻蚊子因

除蟲菊精對蚊子有驅避作用而不進入屋內）。在飛進屋內的蚊子中有 70%（二十一隻）會受殘效藥物的刺激而不會叮咬人吸血，有 20%（六隻）的蚊子雖然會叮咬吸血但會因接觸殘效藥物而中毒死亡，只有 10%（三隻）的蚊子可以成功地吸血並存活逃脫。因此，室內殘效噴藥可以減少 91% 的蚊子進入屋內吸血，使感染率降低 91%，而傳播率可減少 97%。

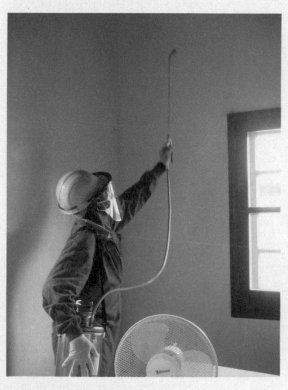

水泥牆油漆過之表面經室內殘效噴藥（合成除蟲菊精）後，其藥效只能維持數個月之久（少於六個月）。此乃因水性除蟲菊精比較無法在油漆表面沾牢之故。在熱帶非洲大多數的住家都是木材建造的高腳屋或茅草屋。少見的鋼筋水泥住屋通常是社經地位較高的階層所擁有。社區實施室內殘效噴藥之普及率（coverage）必須達 80% 以上，才能發揮社區保護作用，有效降低瘧疾傳播。一般而言，每年至少實施一次室內殘效噴藥，連續三年，可以明顯降低瘧疾的盛行率。應用室內殘效噴藥的主要目的是針對社區瘧疾防治而非個人瘧疾預防。室內殘效噴藥最大的缺點是必須勞師動眾且成本高。

由於甘比亞瘧蚊個性外向，屋內屋外均會吸血，但吸血後偏好屋外棲息，且可飛翔遠至 3 公里外。對付此種瘧蚊，實施室內殘效噴藥可使瘧疾盛行率在短期（兩三年）內明顯降低，但無法清除瘧疾。推廣室內殘效噴藥後，甘比亞瘧蚊變得不喜歡進入有噴過藥的屋內，而偏好在屋外吸血。因此，吸血尖峰時間改變，由原來的晚上十點至凌晨兩點提早到黃昏至夜晚八九點（仍在屋外活動的人們被叮咬的風險增加）或延後至清晨五點（早起的農夫被叮咬的風險增加）。這種因殺蟲劑使用而造成瘧蚊吸血時間改變的現象，不利於瘧疾防治。

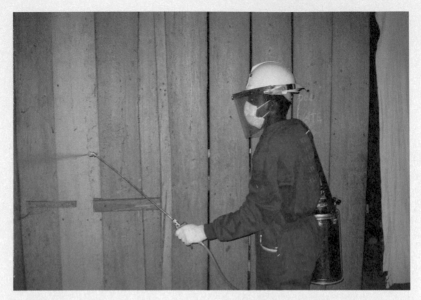

室內殘效噴藥——室內殘效噴藥在五○年代於世界瘧疾根除計畫中扮演相當重要的角色。當時使用的殺蟲劑是 DDT，許多地區包括臺灣（1965）的瘧疾得以清除。但因 DDT 抗藥性的擴散及對環境的汙染而被世界衛生組織禁用。2006 年世界衛生組織允許 DDT 在某些地區可以有條件使用。室內殘效噴藥對屋內棲息的瘧蚊如臺灣的矮小瘧蚊相當有效，但對非洲屋外棲息的甘比亞瘧蚊則效果大打折扣。目前最常使用的殺蟲劑是合成除蟲菊精。在聖多美瘧疾防治中，使用除蟲菊精實施室內殘效噴藥後，木質牆壁的藥物殘效可持續長達一年。

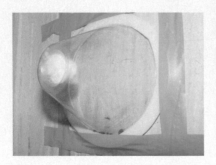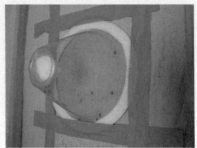

實施室內殘效噴藥後，必須定期以生物分析（bioassay 或稱 cone assay）檢測牆壁之殘餘藥效。如果牆壁表面殘餘藥效仍然有效，所測試的甘比亞瘧蚊會在暴露 30 分鐘後被擊昏並於 24 小時內完全死亡。（左圖：殘效生物分析實驗組、右圖：殘效生物分析對照組）。

148

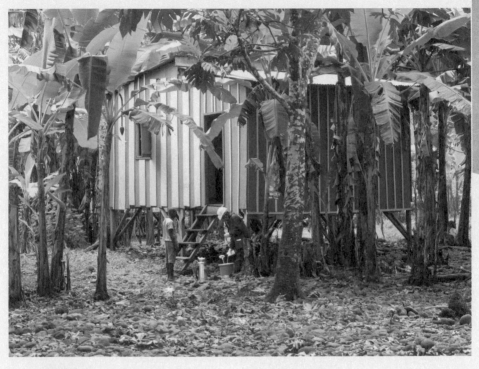

高腳屋噴藥。

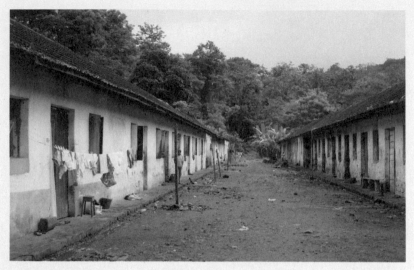

葡萄牙殖民時期農莊。

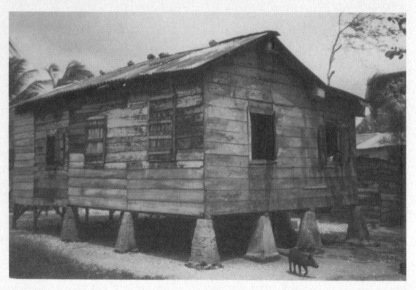

熱帶非洲一般住家。

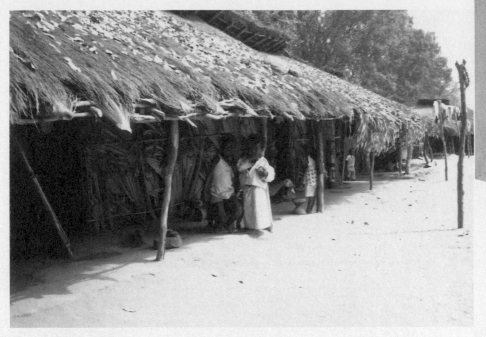

熱帶非洲一般住家。

含藥蚊帳　防瘧新寵

　　傳統蚊帳會因皮膚接觸網布而被在蚊帳外的蚊子叮咬，也會常因蚊帳懸空或有破損使蚊帳外的蚊子從空隙飛入蚊帳內。以被覆（coating）或結合（incorporating）技術使除蟲菊精（例如：第滅寧）均勻分布於網布內，將此種含藥之網布製成蚊帳或窗門簾，作為阻斷蚊蟲傳播疾病的工具。長效含藥蚊帳可耐洗二十一次仍保有抗蚊防蚊活性（耐用長達三年以上）。除蟲菊精處理過的蚊帳，不但具有驅蚊作用，且在含藥蚊帳上棲息過的蚊子會因接觸而中毒死亡，即使蚊子對除蟲菊精具有抗藥性，也會因接觸而縮短蚊子壽命。蚊子也會因暴露於有除蟲菊精的環境而影響其吸血慾望（降低吸血頻率）。

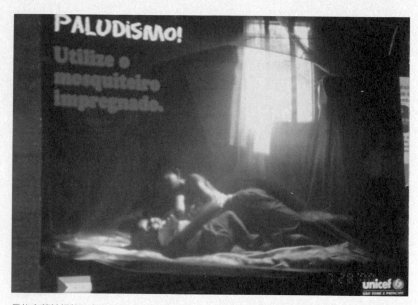

長效含藥蚊帳擊退瘧疾文宣：長效含藥蚊帳（long-lasting insecticide-treated nets）抗瘧居功厥偉，含有低濃度合成除蟲精（如第滅寧）的蚊帳廣泛使用於熱帶非洲瘧疾流行區，使用對象主要是孕婦及小孩，最終目標是平均每兩個人使用一頂長效含藥蚊帳。目前的長效含藥蚊帳可耐洗21次而仍有藥效，且可使用長達 3 至 5 年。

在熱帶非洲，大部分的長效含藥蚊帳是免費發放，主要是由全球基金、比爾蓋茲基金會或其他國際慈善機構捐贈。因市場需求大，單在熱帶非洲至少需三億頂，每年須替換數千萬頂，許多假的含藥蚊帳充斥市場。由隸屬於世界銀行之國際開發協會（International Development Association, IDA）所提供的長效含藥蚊帳，只供應給第三世界開發中的國家。目前（2013）經世界衛生組織認證合格並推薦使用的長效含藥蚊帳品牌約有十家，有關長效含藥蚊帳最新詳細資訊可參考網址 http://www.who.int/whopes/recommendations/wgm/en/

世界衛生組織在非洲推廣孕婦及幼兒使用含藥蚊帳以降低瘧疾傳播，二十多年來成效顯著，使瘧疾罹病率及死亡率大幅下降，非洲許多國家瘧疾的發病率與盛行率均減少 90%。

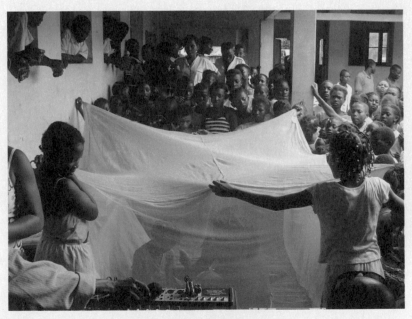

示範長效含藥蚊帳之使用：長效含藥蚊帳不僅可保護個人免於感染瘧疾，社區的使用普及率（coverage）若達 60% 以上，亦可產生社區保護作用，降低瘧疾在社區的傳播。

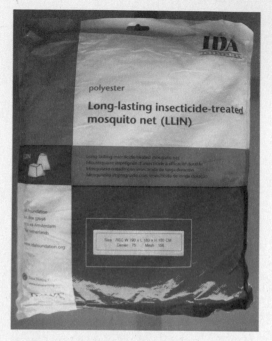

長效含藥蚊帳：長效含藥蚊帳因市場需求量大，供不應求，許多假貨充斥，必須小心購買長效含藥蚊帳。世界衛生組織官網每年公佈認證合格之廠牌。

蚊帳噴藥　優劣互見

　　在世界衛生組織擊退瘧疾計畫中，室內殘效噴藥與長效含藥蚊帳是對抗瘧蚊的兩大利器，各有優缺點，但面臨抗藥性擴散的棘手問題。室內殘效噴藥成本高且居民配合度不高。長效含藥蚊帳成本低且容易推廣，但居民是否確實使用或正確使用需社區定期衛教宣導。有些居民將質地柔軟的白色聚酯纖維（polyester）含藥長效蚊帳當婚紗禮服用，而有些漁民則將質地較粗糙的聚乙烯纖維（polyethylene）含藥長效蚊帳當魚網捕魚用，但這些現象並不普遍。

室內殘效噴藥與長效含藥蚊帳之比較：

	優點	缺點
室內殘效噴藥	牆壁一旦噴藥，住戶沒有使用順從性的問題。同一屋內的人都受到保護。多種殺蟲劑可以選擇。保護作用可長達半年以上。	需公共衛生體系支援，覆蓋率需達80%以上才有社區保護作用。須每半年或一年再噴藥一次。
長效含藥蚊帳	個人保護。保護孕婦及小孩。容易發放。長效耐用長達三年以上。	只有睡在含藥蚊帳內的人受到保護，覆蓋率須達60%以上才有社區保護作用。使用有順從性的問題。只能用除蟲菊精殺蟲劑。

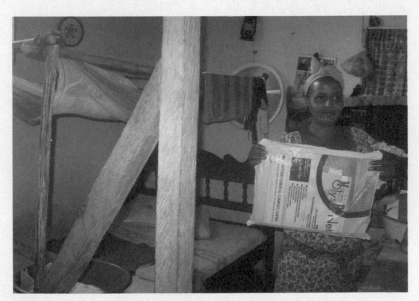

長效含藥蚊帳不僅在瘧疾防治上有重要的貢獻，對其他病媒傳染病如淋巴絲蟲病、利什曼病、美洲錐蟲病、及日本腦炎等防治亦有阻斷傳播之作用。

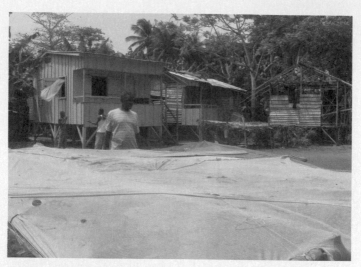

有些長效含藥蚊帳被當漁網捕魚用。

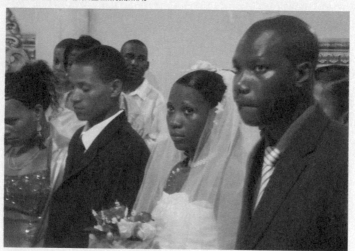

在社區發放長效含藥蚊帳雖然簡單，但住戶是否正確使用或挪為其他用途會影響瘧疾防治成效。有些漁民將聚乙烯纖維（polyethylene）長效含藥蚊帳當作魚網作為捕魚撈魚用。漁民將長效含藥蚊帳當魚網使用後攤平曬乾。而白色含藥蚊帳質地柔軟的聚酯纖維（polyester），在非洲有些居民結婚時拿來當做婚紗禮服，物盡其用，便宜又美麗（BBC News，2002 年 11 月 6 日）。

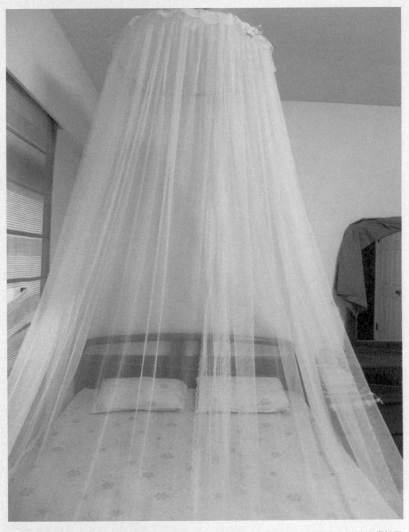

在熱帶非洲瘧疾疫區的大都市現代化旅館亦提供長效含藥蚊帳供外來觀光客使用。甘比亞瘧蚊是長跑健將，可以從幾公里外的郊區飛到城裡，有時還可搭便車進城。非當地居民之外來觀光客對瘧疾完全沒有免疫力，萬一感染瘧疾，不僅病情嚴重而且死亡率高達 20-50%。在可預見的未來十年內，尚無瘧疾疫苗可預防瘧疾。短期觀光客要預防瘧疾感染，主要是定期服用預防性抗瘧藥物，夜間外出時使用蚊蟲驅避劑及晚上睡覺時掛含藥蚊帳。

含藥網布　應用廣泛

　　含藥網布幾乎均可被應用於蚊蟲媒介疾病（瘧疾、利什曼病、美洲錐蟲病、登革熱等）的防治。此外，對臭蟲及蝨蚤之防治也相當有效。除蚊帳外，含藥網布亦廣泛應用於門窗簾、壁布、野外防護衣及帳篷等。長效含藥窗門簾也被應用於預防登革熱流行，傳播登革熱的主要病媒蚊是埃及斑蚊及白線斑蚊。埃及斑蚊及白線斑蚊均為白天吸血蚊子，傳統紗窗紗門具有物理阻隔作用，防止屋外蚊子進入屋內。若使用合成除蟲菊精處理過的紗窗紗門或懸掛含有合成除蟲菊精的窗門簾，不僅可以使蚊蟲不敢靠近，藉驅避作用，降低蚊蟲進入屋內；萬一蚊子飛進屋內，蚊子暴露於含有除蟲菊精的室內，其吸血慾望會降低；蚊子若接觸含有除蟲菊精的紗網則會中毒死亡或縮短其壽命。

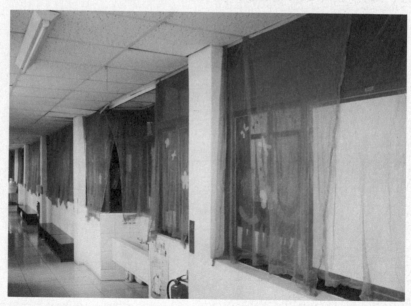

長效含藥窗門簾可以減少病媒蚊進入室內。

除蟲菊精　低毒長效

　　除蟲菊精為廣泛的家用除蟲劑，是副作用最少的除蟲劑。這也是為何世界衛生組織只推薦除蟲菊精可應用於含藥蚊帳之製造。除蟲菊精之使用，在世界衛生組織規範之安全濃度內對人體毒性相當低。低劑量之除蟲菊精對人體無過敏性、無致癌性、無生殖毒性、無致畸胎性。在人體中代謝快，故不會有慢性毒性發生。含除蟲菊精之網布具有緩慢釋出之長效作用且耐洗達二十次以上，可耐用達三至五年，含除蟲菊精之長效蚊帳適合保護孕婦及小孩。

除蟲菊精與 DDT 之比較

	除蟲菊精	DDT
作用	除蟲劑	除草劑／除蟲劑
對哺乳類毒性	低	高
對昆蟲殺滅效果	佳	佳
半衰期	半衰期短（1-2 小時）可被人體快速代謝。	半衰期長達數年，易在人體內累積。

除蟲菊精　毒性檢視

　　世界衛生組織對合成除蟲菊精建立可接受每天吸收量（acceptable daily intakes, ADI）——第滅寧（deltamethrin）之 ADI 為 0.01 mg/kg（=10 ug/kg）body weight（每天每公斤體重可接受攝入量為 10 微克）。兒童致死劑量為 750 mg/kg（750 毫克／公斤體重），成人致死劑量為 1000 mg/kg。成人誤食 10 mg/kg 會產生抽搐癲間反應，兒童誤食 2mg／kg 會引起短暫全身性症狀。除蟲菊精中毒（經由皮膚接觸／呼吸道吸入／口攝入）有關之臨床症狀（主要發生於生產除蟲菊精工廠之作業員）包括輕度症狀：臉部、眼睛、皮膚有刺激感或麻木感；中度症狀：

抽筋、流口水、皮膚異物感；重度症狀：全身性不適症狀（非常少見）。

　　至於居家日常使用長效含藥蚊帳是否會有副作用，是大家高度關心的問題。皮膚接觸含藥蚊帳的機會高，據研究估計，經皮膚進入人體內的量約 0.5 ug/kg（每公斤體重 0.5 微克，一微克等於一百萬分之一克），因濃度低，故幾乎不會有副作用發生。若有副作用則以皮膚癢為主。暫時性皮膚癢在數小時內會自然消退。

　　又因除蟲菊精揮發壓低（約 0.000002Pa），含藥蚊帳釋放於空氣中的除蟲菊精相當微量（幾乎可以忽略），對人體呼吸道無刺激作用，罕見會有流鼻水流眼淚現象。若小孩誤食，將含藥蚊帳置於嘴巴中吸吮，但因含藥蚊帳不易釋出除蟲菊精，即使釋出，其釋出量亦相當低（洗滌二十次後仍具有殺蚊作用）。舉例而言，若將一百平方公分大小的含藥蚊帳塞入口中（相當於一平方公尺的百分之一，約含有 0.5mg 的第滅寧，若其釋出量為百分之一，則只有 5 微克（ug）的第滅寧被攝入，約為成人 ADI 的百分之一，對人體不構成健康威脅）。

chapter 7

生物科技　扮演上帝

藉上帝之手殺蚊子

　　巴西計畫在二○一三年底前於其東北部的城市傑可比納（Jacobina）釋放數以千萬隻的基因改造蚊子（genetically modified mosquitoes），試圖對抗日益猖獗的登革熱。這將是全球第一個城市開始大規模使用基因改造的蚊子作為對抗疾病的武器。自二○一二年開始，基因改造的不孕埃及斑蚊雄蚊 OX513A 已在巴西 Bahia 州 Juazeiro 城市兩個小社區（各有居民約三千人）試驗過。在此之前，先鋒試驗只曾在開曼群島（Cayman Islands）及馬來西亞做過小規模的測試。在巴西 Juazeiro 城內的 Itaberaba 區，將基因改造埃及斑蚊釋放後六個月，發現野生埃及斑蚊的族群減少 80%，此結果與二○一一年在開曼群島的研究相似。而在 Juazeiro 城郊的 Mandacaru 村莊，實驗結果則有高達 96% 的抑制率，顯示在較偏僻的隔離地區，可能因周圍無其他社區，沒有臨近的埃及斑蚊移入，對埃及斑蚊族群的抑制效果較好。這些基因改造的埃及斑蚊雄蚊均攜帶有外來植入的致死基因，使與其交配的野生雌蚊產下的受精卵，孵化後幼蟲無法生長發育，在蛹期前即死亡，阻斷子代繁衍，埃及斑蚊的族群因而大為減少。這些由當地蚊子工廠培育的埃及斑蚊，是英國生物科技公司 Oxitec 提供蚊子基因轉殖技術所製造，每星期可生產四百萬隻帶有紅色螢光的雄性埃及斑蚊。

　　這種基因改造的埃及斑蚊是如何產生呢？簡單地說，先將四環黴素控制的轉活化基因（tetracycline-controlled transactivator，簡稱 tTa）轉殖注入正常的埃及斑蚊卵中，tTa 轉譯表現的蛋白質 tTA 可以毒殺蚊子，但四環黴素與

tTA 結合可以防止 tTA 產生，蚊子就可以存活。在培養蚊子（卵孵化及蛹羽化）的食料中加入四環黴素，蚊子幼蟲可正常生長發育，羽化成蚊。雌蚊餵食含有四環黴素的血，雄蚊則餵食含有四環黴素的糖水，雌雄交配產卵及其子代均帶有 tTa 基因，換句話說，四環黴素操控這種基因改造斑蚊的生死大權。將篩選出的雄蚊釋放野外，野外沒有四環黴素，雄蚊活不了太久，但有足夠的時間找配偶交配，交配後的野生雌蚊產卵，但在沒有四環黴素的環境，幼蟲會因 tTA 之毒性而死亡。雄蚊不會叮人吸血，壽命大限最多兩星期，斑蚊飛翔距離有限，通常不超過一百公尺，不用擔心脫離掌控。

世界衛生組織認為登革熱是目前擴散最快且會造成大流行的病媒蚊傳染的病毒疾病，在一百個國家流行，約有一億人感染，比流感還盛行二十倍。美國佛羅里達的 Key West 也深受登革熱困擾，衛生當局也考慮應用基因改造蚊子對付登革熱的流行，但當地居民擔心基因改造蚊子會對環境生態造成不可預知的災難，不願意拿自己當小白鼠做試驗。然而，以目前有限的防治策略，只能繼續使用殺蟲劑噴藥，還得忍受登革熱流行的威脅。支持者認為使用基因改造蚊子並不會造成生態的浩劫，小鳥及蝙蝠即使吃了這種基因轉殖蚊子也不會被基因改造。然而，環保衛道人士則對未知的後果憂心忡忡。此外，即使趕走了豺狼，卻又來惡魔。將埃及斑蚊趕盡殺絕，有亞洲虎之稱的白線斑蚊則可能取而代之，後者對環境的適應力更強，無論熱帶或亞熱帶地區都是它的勢力範圍。深思熟慮者認為世界衛生組織必須對基因改造蚊子做出規範及訂定釋放準則，而且每個人都有權利知道長期最壞的後果都已充分考慮過。

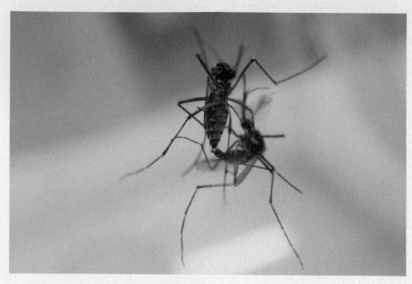

基因改造的雄性埃及斑蚊與雌蚊交配後斷了後代。

　　釋放基因改造埃及斑蚊使野生埃及斑蚊族群明顯減少，英國這家科技公司因而聲名大噪，並野心勃勃進一步計畫在巴拿馬、印度、斯里蘭卡，甚至美國佛羅里達州進行釋放作業。然而，英國基因守護聯盟（GeneWatch UK）認為許多風險並未評估。例如，釋放比例（基因改造蚊與野生蚊之比）需高達10：1以上，表示效果未如預期。在巴西 Itaberaba 小社區（長500公尺，寬200公尺）的後期試驗結果顯示釋放比例高達54:1，而交配競爭力（mating competitiveness）只有 0.03（每100隻基因改造雄蚊只有3隻與野生雌蚊成功交配），此交配競爭力在試驗後期甚至降至 0.012。這些數據顯示此種基因改造蚊子並沒有比傳統放射線照射過的不孕蚊子來得高明。放射線處理過的蚊子至少保證絕對不孕，但基因轉殖蚊子產生的卵並非百分之百不孕，因為人類生活的周遭環境可能

已受四環黴素汙染（四環黴素廣泛使用於農畜牧業）。而且，埃及斑蚊卵耐乾耐低溫，可存活數月之久，一場即時雨就能讓埃及斑蚊從大地甦醒，少數的埃及斑蚊族群就會引發登革熱流行。造成登革熱爆發流行的因素非常複雜，斑蚊族群密度降低多低（門檻多低）才會減少或防止登革熱流行，我們一無所知。人口密度也是關鍵的因素，近年來，登革熱在中南美洲爆發流行或成為地方本土疫病，都發生在人口擁擠公共衛生髒亂的新興城市。

登革出血熱的免疫致病機制與二次感染有密切的關係，在登革熱疫區，如果短期間（幾個月內）有兩次不同型的登革病毒感染，人體產生的抗體具有交叉保護作用，可防止出血熱致命併發症的產生。除非基因改造斑蚊能將埃及斑蚊完全根除，否則部分的清除或只能將斑蚊族群密度大為降低，意味著疫區居民感染登革熱的機會降低，兩次不同型登革熱感染的間隔拉長，使第一次感染的抗體效價降低，失去交叉保護作用，當第二次感染時，這種低濃度的抗體反而可促進病毒進入細胞繁殖，如同火上加油，助紂為虐。許多流行病學調查發現，埃及斑蚊族群降低時，登革熱會反彈，出血熱的重症病例反而增加。

人類自詡為萬物之靈，具有科學邏輯思維，然百密終必有一疏。基因改造斑蚊或許可以將某種蚊子族群減弱，但也有可能引進其他更具有傳播力的品系趁火打劫；或讓其他蚊種乘虛而入，取而代之，引發其他病媒傳染病的流行。當然，基因改造蚊子也可能發生突變，不但卸下絕子絕孫的魔咒，反而快快樂樂適應存活下來。自認比蚊子聰明的人類，就算假藉上帝之手改造蚊子，這場人蚊大戰，鹿死誰手，仍是未定之數。

人與蚊的科幻戰爭

基因改造　轉殖瘧蚊

長期以來，科學家的構思是將瘧蚊的基因修飾，製造不會傳播瘧疾的新品種瘧蚊以取代野生瘧蚊，就可以徹底根除瘧疾。實驗室可以製造出不會傳播瘧疾的基因轉殖瘧蚊，但如何將此人工修飾過的瘧蚊在野外與野生族群混和並將不會傳播瘧疾的基因代代傳遞，生生不息穩定存在，卻是個問題。

此種人工修飾基因如果在自然界無法長期穩定或只能存在幾年，或者瘧原蟲可能對此產生抗性。這些不可預測的後果對人類公共健康的影響是深遠的。暫時性的阻斷瘧疾傳播可能使疫區的人們失去自然免疫力，一旦瘧疾捲土重來，災情更可怕。

改變瘧蚊與瘧原蟲的關係也可能對生態與演化產生不可預測的影響。瘧原蟲是否會尋找另一蚊種作爲病媒以維繫其致命的生活史？如果甘比亞瘧蚊因不孕基因之轉入而被消滅，其他品種瘧蚊是否會乘虛而入，取而代之？因此新品種的基因轉殖蚊在釋放進入野外前，應該如同新藥的開發一樣，要有嚴謹的臨床試驗，以確認其安全性與有效性。

結紮蚊子　阻斷瘧疾

將蚊子絕育的新方法——使雄蚊絕育（無精），但不會傷害其軀體。科學家過去曾以放射線處理雄性蚊子，使其不孕，但通常會傷害蚊子，而無法正常交配。在一萬個甘比亞瘧蚊的卵胚注射一種特殊核醣核酸（RNA）片段，它能關閉正常精子形成所需的基因 zpg。經過數個月後，培育出大約一百隻無精蚊子，而且研究顯示，雌性蚊子根本無法區分這種蚊子與具有生育能力的蚊子，非常樂意與它們交配。

雌蚊一生只交配一次。如果科學家能愚弄牠們，讓牠們誤以為自己已經成功交配，牠們將會繼續產卵，但卵沒有受精，故不會孵化。

從理論上來說，必須經過數代把大量沒有生育能力的雄蚊釋放到野外，最終所有雌蚊才有可能都與這種雄蚊交配，真正減少蚊子數量，才能降低瘧疾傳播的風險。應用這種方法減少蚊子數量是個緩慢過程，且這只是理論，有待驗證。

傳播登革熱的病媒蚊是埃及斑蚊及白線斑蚊，在都會區是以埃及斑蚊為主。但傳播瘧疾的病媒蚊相當多種，因地而異。故應用遺傳工程以製造不孕雄蚊，斷絕病媒蚊子代以控制疾病之策略，科學家優先考慮並著手的是如何阻斷埃及斑蚊對登革病毒之傳播。

種群替換　遏制登革

　　目前對付登革熱沒有特殊治療藥物，也沒有疫苗，只能以病媒蚊防治的方法控制蚊子族群，例如殺蟲劑消滅蚊子，但蚊子會產生耐藥性。

　　沃爾巴克氏菌（*Wolbachia pipienti*）會使蚊子的壽命縮短；也會影響蚊子的神經系統，導致成熟雌蚊（二十天左右）全身不受控制地顫抖（蚊子帕金森病），無法把口器刺入人體內吸血。

　　在自然界中，約有四分之一的蚊子體內天然攜帶沃爾巴克氏菌，但傳播登革熱的主要病媒蚊（埃及斑蚊及白線斑蚊）不攜帶此細菌。在實驗室以顯微胚胎注射，使埃及斑蚊感染沃爾巴克氏共生菌，證實了沃爾巴克氏菌能抑制登革熱病毒感染病蚊媒。利用此種病媒共生菌的控制方法，可產生種群替換（replacing existing mosquito populations with ones unable to spread the disease）現象，不必擔心蚊子有基因變異的現象，顧及生態環保且具有低成本之優勢。

　　理論上，感染沃爾巴克氏菌的埃及斑蚊可經由交配將細菌傳給下一代，且雌蚊一旦感染沃爾巴克氏菌，就會代代相傳，經過多代繁殖，感染有沃爾巴克氏菌的蚊子將充斥整個群體，從而阻斷登革熱病毒的傳播。不過，尚未有田野試驗證實此種策略是否可行。

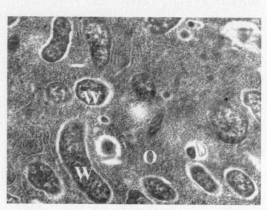

此電顯圖片顯示沃爾巴克氏菌感染白線斑蚊發育中的卵細胞（O：卵細胞、W：沃爾巴克氏菌）。

絕育蚊子　對付登革

英國牛津昆蟲生技公司（Oxford Insect Technologies 簡稱 Oxitec），應用基因轉殖技術改造並培養雄性埃及斑蚊，此種以基因改造雄斑蚊之代碼為 OX513A，雌斑蚊與此種基因突變之雄斑蚊交配產生的卵，可以正常孵化，但在蛹期羽化為成蚊時就會死亡。換句話說，基因工程改造的不孕雄蚊與野生的雌蚊交配所產生的子代不會存活。 Oxitec 在巴西設廠製造不孕雄性埃及斑蚊並與聖保羅大學合作，初步結果顯示試驗區所採集的卵 85% 帶有突變之死亡基因。

於二〇〇九年，在一個多月中，將兩萬隻不孕雄蚊釋放到加勒比海大開曼島（Grand Cayman Islands）上十公頃的田野中，發現轉殖基因雄蚊的交配成功率是野生雄蚊的一半（足以抑制斑蚊族群），顯示此種技術可應用於病媒蚊防治。二〇一〇年擴大試驗（十六公頃），約在半年內釋放三百三十萬隻不孕雄蚊，結果顯示試驗區斑蚊族群減少 80% 。而在巴西的試驗結果亦顯示斑蚊族群降低 90%。

在此試驗中可能有少數的基因改造蚊子會存活，對生態環境及公共衛生的影響未知，且成本效益也是個必須考慮的問題。

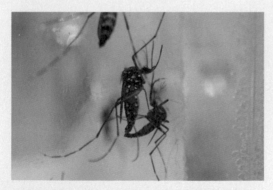

釋放基因改造的雄性埃及斑蚊與野生雌斑蚊交配，可有效抑制埃及斑蚊的族群數量。

蚊翅振動　雷射鎖定

　　蚊子飛行的時候，翅膀振動的頻率很快（一秒鐘振動 500~600 次，相當於震動頻率爲 250~600Hz），人類耳朵可聽到的頻率範圍在 16~20000Hz 之間。

　　我們之所以聽到蚊子嗡嗡的聲音，是因爲蚊子翅膀振動的聲源使周圍空氣產生振動，當振動經由空氣傳播抵達你的耳朵時，你就可以聽到聲音了。

　　雷射殺蚊的原理也是藉由以雷射光波偵測蚊子飛行所產生的振動頻率，以鎖定標的物。位於美國西雅圖的智創公司（Intellectual Ventures Lab）開發一套雷射殺蚊系統，此系統之軟體設定先以非致命性的雷射波長分辨標的物是否蚊子（大小及翅膀振動頻率）。系統一但確定標的物爲蚊子即發出致死雷射光擊中蚊子並將蚊子殺死（焚毀）。此雷射殺蚊系統可區分蚊子雌雄（雄蚊不吸血）且可將其他昆蟲排除（如蝴蝶蜜蜂），避免濫殺無辜。

chapter 8

驅蚊誘蚊　兩面手法

打破精油驅蚊迷思

電視廣告不斷地播放：「小不叮，小不叮，蚊子不會叮！」

這是臺灣典型誇大不實的商品行銷，通常由藝人添油加醋掛保證或藉名人正面形象背書加持，這已經不是產品好壞的問題，而是產品誠信的問題，是公然地對社會大眾說謊欺騙。但父母愛護子女心切，為避免蚊蟲叮咬，寧可信其真，購買這種卡通小貼紙，以為蚊子真的就不敢靠近小寶貝。

幾年前，我也以為香茅防蚊手環有防蚊驅蚊作用，加上售貨員三寸不爛之舌，天花亂墜保證產品的功能，怕我不相信，特地舉某著名攝影家戴此手環半夜守株待兔拍攝夜行動物，結果百蟲不侵，大讚防蚊手環之神奇。雖然我聽了半信半疑，但好奇心驅使讓我心甘情願受騙，買了兩個回實驗室試試看（依據世界衛生組織驅蚊劑評估準則及指南），不試還好，一試被叮得滿手庖，慘不忍睹。我拿照片給賣家看，聲明不是來踢館，也不是要退貨，表明好心只希望告知真相，希望不要再替這種產品宣傳。沒想到對方惱羞成怒說，別人都說有效，只有你說沒效。即使我有照片為證，對方仍要睜眼說瞎話，我也只好徒呼負負。

問題是為什麼這些沒有驅蚊效果的產品在市場上可以大行其道，反而正宗老牌的驅蚊劑敵避（N,N-diethyl-meta-toluamide，DEET）被醜化被污名化，讓很多人避之唯恐不及呢？敵避於一九四六年由美國陸軍首次應用於叢林戰防範士兵被蚊蟲叮咬，一九五七年開始被推廣到民間使用。五十多年來，使用敵避之人次可說數以億計（不僅可驅蚊，對其他病媒昆蟲如蜱、虱、跳蚤、白蛉、采采蠅、錐鼻蟲等及擾人

吸血的小黑蚊均有驅避作用），只要正確使用，幾乎沒有任何副作用。萬一使用不當，也罕有嚴重併發症出現，但因敵避聞起來有一股不悅之味（與驅蚊無關），且不小心與塑膠製品（如手表手機等）接觸，會有腐蝕現象。尤其後者在媒體大肆報導下，被形容為有劇毒的產品。

在臺灣，DEET 屬於藥用，為衛生署管制，進口及製造均需藥證，只能在藥妝店販售。DEET 因用於驅蚊，也可歸類為環境用藥，故環保署准許業者以環境用藥進口且可在便利商店及大賣場販賣，但要求業者必須在其產品上加註「不得直接噴灑在皮膚及衣服上」。事實上，使用 DEET 驅蚊劑必須塗抹或噴灑在皮膚上才能發揮效果，其作用是藉人體體溫使 DEET 在皮膚表面產生一層薄霧，蚊子不喜歡這種味道而不會靠近。如果把 DEET 噴在牆上，則一點作用也沒有。

將 DEET 音譯為「敵避」，對人也頗有震撼作用，當人們閱讀上述錯誤的使用說明時，又以為 DEET 如此「惡毒」，不心驚膽跳才怪。而坊間及網路流傳草本植物純天然精油具有神奇驅蚊作用（如：香茅、尤加利、薄荷、薰衣草等），鋪天蓋地宣傳植物精油對人體無毒無害，是理想的天然驅蚊劑，某私立大學還替自家產品吹噓行銷。儘管這些精油產品根本沒有實質驅蚊作用，在市面上還是大賣特賣，而含有 DEET 之驅蚊劑則被敬而遠之，真是劣幣驅逐良幣，莫此為甚。驅蚊防蚊是大學問，不是雕蟲小技，不是懂些皮毛就可以變成專家。遺憾的是，衛生單位只管跟藥有關的產品，精油及其副產品是植物萃取物，不是藥物，所以管不著，也不想管。

市面上，許多號稱具有驅蚊作用之天然植物精油產品還

特別強調不含 DEET，以吸引使用者安心購買。造成人們迷思的原因是認為使用植物天然的驅蚊劑最好，但這些植物精油或其混合物的驅蚊作用很短，因精油很容易揮發，最久不會超過三十分鐘（但常被誇大）。在驅蚊應用上，使用精油是不切實際，因為我們不可能每隔半小時就要補擦或噴塗一次。而且，這些植物萃取物或精油的成分非常複雜，相關藥理作用及毒性未明，貿然塗抹或噴灑在自己皮膚上，等於將自己當小白鼠做實驗，承受了急性及慢性毒性的風險而不知。

　　DEET 是相當有效的蚊蟲驅避劑，也是相當安全的蚊蟲驅避劑。雖然 DEET 之使用也會因使用不當（如不小心接觸眼睛嘴巴）而產生副作用（發癢或過敏）及中毒（輕微神經毒性），但在正常情況下使用，是沒有這些安全上的顧慮。DEET 的濃度高低與對蚊蟲的驅避作用有平行關係，DEET 濃度越高，驅避效果越久。臺灣市面上可買得到含 DEET 產品的濃度為 25 至 30%，蚊蟲驅避效果可達五個小時以上。在歐美可買到含 50%DEET 的產品，其驅避作用則高達七小時。臺灣夏天天氣炎熱，流汗會降低 DEET 的趨避效果。

敵避驅蚊　十大守則

使用含有 DEET 之驅蚊（蟲）劑應注意十大事項：

一、使用前仔細閱讀說明書。

二、皮膚有傷口或過敏時應避開或避免使用。

三、不要直接噴灑於臉部，應先噴或塗於手上再塗抹於
　　臉部，注意避開眼睛及嘴唇。

四、不要讓幼兒及小孩的手、眼睛及嘴巴接觸。

五、不可讓小孩自己使用，應由大人協助。

六、只使用於外露皮膚。

七、不必用於衣服遮蔽下的皮膚。

八、避免在密閉空間內使用。

九、一但外出回來，應以肥皂及清水清洗皮膚。

十、碰觸過的衣褲要清洗過再穿。

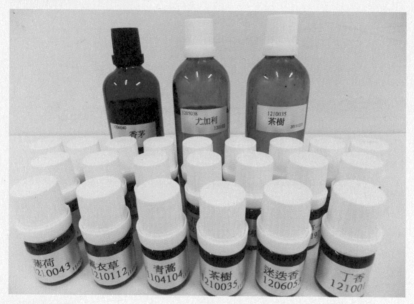

　　如果對 DEET 還是不放心，現在歐美也有新產品派卡瑞丁（picaridin）上市，驅蚊效果媲美敵避，但沒有敵避的兩大缺點及副作用。不過這個新產品，還沒正式在臺灣販售，且價錢可能不便宜。無論如何，千萬不要被市面上精油不實廣告或網路傳言所誤導，更不要因擔心 DEET 潛在的缺點而因噎廢食。

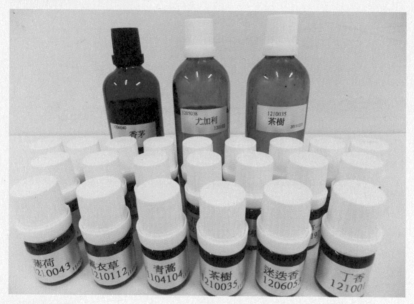

精油驅蚊的迷思。

小黑蚊的商機無窮

　　自從似蚊非蚊的小黑蚊（臺灣鋏蠓）大舉進犯全臺各地後，這個一九一三年日本昆蟲學家素木得一於臺中發現的小不點（約為蚊子的十分之一大小），在臺灣的文獻記載迄今年剛好一百年。臺灣鋏蠓（*Forcipomyia taiwana*）與蚊子均為為雙翅目（Diptera），但前者為蠓科（Ceratopogonidae），後者為蚊科（Culicidae）。科學家一本正經說學名要正本清源，但還是要順從民意，雖然有些尷尬，也只能隨俗稱呼小黑蚊。

　　在不景氣的時代，芸芸眾生好不容易可以就近到公園散步解悶，到郊區踏青自愉，奈何除了斑蚊虎虎酖酖恭候大駕，還有地頭蚊小黑蚊也隨側伺後，叮得你手腳滿目瘡痍奇癢無比，讓你乘興而來，敗興而歸。儘管不會傳染疾病，但小黑蚊騷擾民眾的環保問題卻有可能演變成口水戰的政治議題。因此，中央與地方都不敢怠慢，每年都有大筆預算投入小黑蚊防治，儘管成效不彰，但環保單位還是得必須繼續噴藥，讓老百姓知道政府沒有在睡覺。老師必須努力爭取研究計畫，才能繼續聘請助理，學生也才有論文題才可以發揮，希望學術研究有所突破，造福人群，名利雙收。試想，如果沒有小黑蚊，以上經費都可以省下來，就業人口一定會受到影響。

　　小黑蚊對社會的經濟效益遠不僅如此，所謂危機就是轉機，商機處處。既然公部門防治不可靠，老百姓就得自求多福，各種防蚊驅蚊捕蚊滅蚊，十八般武藝全部要派場角力。老牌防蚊高手

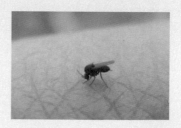

正在吸血的小黑蚊。

敵避（DEET）首先被污名化，江湖世風日下，竟罕有見義勇為之士拔刀相助，替它說句公道話，於是劣幣驅逐良幣，敵避只能徒呼負負，飲恨市場。取而代之者是蚊林秘笈之一的精油萬能武功牌，在商家有心百姓無知下，稱霸市場。各宗門派系，輸人不輸陣，渾身解數強力推出各種不含敵避之驅蚊精油，廣告文宣鋪天蓋地，打著天然草本的旗幟，昭告天下蒼生，用我者百蟲不侵，蚊蟲遠離。然而，江湖上說：「會製造產品沒甚麼了不起，會賣東西也沒甚麼了不起，能收到貨款才是真英雄。」精油武功畢竟是花拳繡腿，不比不知底細，一比真相大白，要靠精油驅蚊騙錢賺錢還是不容易。草本精油旁門走道真是低估了百姓智慧，純天然無毒防蚊精油的國王新衣，暴露出商業利益後不擇手段的黑心產品。幸虧，還有一些有良知的科學家夙夜匪懈的研究，江山代有良品出現，派卡瑞丁（picaridin）與其它後起之秀，總算替驅蚊防蚊武林大賽扳回一城，撥亂反正，重掌抗蚊大局。

　　小黑蚊防治方興未艾，目前沒有一勞永逸可以將小黑蚊清除的根本方法。綜合防治包括個人防護、環境管理、以及化學防治等各種技術與方法的應用，將小黑蚊的為害減少到最低程度。個人防護只是被動治標，並非治本之道。小黑蚊就生活在我們週遭，不能只依賴驅蚊防蚊產品，而對居家環境小黑蚊孳生地幼蟲最喜歡的青苔食物視而不見或掉以輕心。不過，個人防護的基本觀念還是要強調，小黑蚊蟲具有低飛及白天吸血的習性，叮咬的目標以小腿、腳、手背、手肘等部位為主。在大熱天，如果不願意穿長袖長褲保護自己，那就選擇一瓶正確的防蚊液（如含敵避或派卡瑞丁的產品）隨身攜帶，事先塗抹或噴擦皮膚暴露的部位，就能輕鬆自在的散步或健行，不會因小黑蚊的騷擾，懊惱而留下不愉快的回憶。

尋尋覓覓防蚊利器

薰香驅蚊　自古有之

　　幾千年來，人類想盡辦法驅趕蚊子，避免被蚊子叮咬。古代的希臘、羅馬、印度都有不同的方法驅趕蚊子，例如種植防蚊的植物或懸掛某種乾燥植物或焚燒某種草本，使蚊子不敢靠近。在中國，自古以來，燃燒艾草驅蚊。端午時節於門口懸掛艾草與菖蒲，不僅驅邪避蟲且有益養生，迄今，這些古老的民俗在鄉間還是看得到。在南宋時期，以中藥草製作成棒香以薰香驅蚊，是最早被用於防蚊叮咬的一種環境衛生殺蚊方法。日本在一八九○年以天然除蟲菊花作成線香，在二十世紀日本人發明螺旋狀盤式蚊香並取得專利，這種蚊香曾廣泛成為家家戶戶防蚊驅蚊的基本配備。現今防蚊驅蚊產品花樣翻新，但效果並沒有明顯提升，有些產品花俏有餘，功能缺缺。有些螺旋狀盤式蚊香製作過程受戴奧辛汙染，氣味怪異，選用時宜謹慎。

人類大戰蚊子，可謂千方百計

　　防蚊——防止蚊子孳生及防止蚊子叮咬。

　　抗蚊——對抗蚊子以阻斷蚊子傳播疾病。

　　驅蚊——驅離蚊子以避免被蚊子叮咬。

　　誘蚊——引誘雌蚊產卵並毒殺之。

　　捕蚊——捕捉蚊子以降低蚊蟲族群數量。

　　殺蚊——應用殺蟲劑毒殺蚊子。

　　滅蚊——根除蚊子使之滅絕。

179

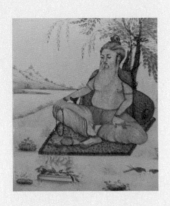

古印度將傳統草藥苦楝葉（neem leaves）曬乾後焚燒，作為薰香以驅趕蚊蟲。

個人防護　社區防疫

　　許多策略及方法可對抗蚊蟲叮咬，有些只適合個人防護或只適合社區整體防護。在疫區的居民，應推行社區防護以降低疾病盛行率。沒有免疫力的外地人則應注重個人防護，降低感染發病的風險。

個人防護與社區防疫之比較

措施	個人防護	社區防疫
穿著淡色長袖長褲	是	否
居家紗門紗窗	是	是
驅蚊香	是	否
捕蚊器	是	否
驅蚊劑	是	否
戶外空間噴灑	否	是
室內殘效噴灑	否	是
長效含藥蚊帳	是	是
長效含藥窗門簾	是	是
孳生源清除	否	是

人蚊大戰　鹿死誰手

　　翻開人蚊大戰的歷史，就可知道蚊子的厲害。亞歷山大大帝死於瘧疾，亞歷山大死後，帝國四分五裂，可知蚊子可以打垮帝國。

　　七〇年代，越戰期間美軍的死敵是越共，但在熱帶沼澤作戰看不見的更可怕敵人卻是瘧疾，土生土長的越共對瘧疾有半免疫力，瘧疾發作如同傷風感冒，要死也不容易。而美軍遠渡重洋，大部分人不曾領教過瘧疾的厲害，一旦遭蚊吻，瘧疾上身，病得死去活來，往西天報到者多於戰死沙場。

　　今天瘧疾仍然主宰著撒哈拉沙漠以南熱帶非洲人民的命運，在熱帶非洲大多數的國家，小孩活過五歲才有機會長大。全球每年死於瘧疾者約有一百萬人，與結核病及愛滋病併列為世界三大傳染病。

干擾嗅覺　阻斷信號

　　人體呼吸時排出的二氧化碳可以吸引蚊子，雌蚊可以察覺二氧化碳濃度細微的變化，找到氣體排放源。科學家找到三種化學物質，可以讓雌蚊這個本領失靈。其中一種化學物質可引起雌蚊探測二氧化碳的神經元變得異常活躍，過度刺激蚊子二氧化碳接受器，導蚊於盲，迷失方向，使蚊子失去判斷力，愚弄蚊子使以為周圍充斥著大量二氧化碳，搞不清氣體的來源，無法感應二氧化碳的存在。第二種化學物質可以強烈抑制對二氧化碳敏感的神經元，即抑制蚊子二氧化碳接受器，使蚊子對二氧化碳的反應靈敏度降低。阻止蚊子找到二氧化碳排放源。第三種可以模擬二氧化碳，使蚊子無法確定氣味是來自獵物（人）還是來自誘餌（捕蚊器），把蚊子引誘到捕殺裝置中。這三種策略可以干擾蚊子的嗅覺，使蚊子找不到吸血對象。

聲波干擾　驅逐蚊子

蚊子飛行時翅膀振動頻率約每秒六百次左右（嗡嗡聲音之頻率）。以聲波干擾蚊子翅膀的振動頻率，可以防止蚊子靠近。實驗發現以電腦軟體程式透過喇叭發出聲波，可以驅離電腦附近兩公尺範圍內的蚊子，效果可達 70% 至 85%。

雖然以某些波長之超聲波頻率可使蚊子的生理功能紊亂，但驅蚊效果有待證實。蚊子種類不同，翅膀振動頻率也不一。聲波干擾是否會產生的噪音，對人體健康的影響，亦應考慮。

驅蚊測試　親手試蚊

任何防蚊劑是否有驅蚊作用，不可人云亦云。欲知真相，必須根據世界衛生組織所訂定的驅蚊劑測試指南操作。在介於腕關節與肘關節間的手臂皮膚約六百平方公分的面積塗抹測試驅蚊藥品。測試時，手必須戴手套以保護之。準備兩籠蚊子（各約二百至二五○隻未吸血隻雌蚊），一籠蚊子作為實驗組（待測驅蚊試劑），另一籠蚊子作陽性對照組（20%DEET）。每次測試前，手臂受測皮膚區域先以70% 酒精拭擦處理後，伸入蚊籠內至少三十秒並觀察計數有十隻蚊子停在受測皮膚上或嚐試要吸血，即表示此測試系統之品管符合標準。若無此現象發生，此測試必須放棄。待測驅蚊試劑可以酒精稀釋，使用一毫升驅蚊試劑塗抹於皮膚暴露區域，陽性對照組是使用一毫升的20%DEET 塗抹於另一手臂。經過三十分鐘後，將手臂伸入蚊籠內三分鐘，觀察是否有蚊子停下或試圖要吸血，如此每三十至六十分鐘之間隔測試一次。在手臂伸入蚊籠內之三分鐘觀察期間，只要發現有一隻蚊子停在皮膚上或嚐試要吸血，即表示該驅蚊試劑濃度之完全保護時間（complete protection time）已結束。全程完成此測試所需時間約需八小時。

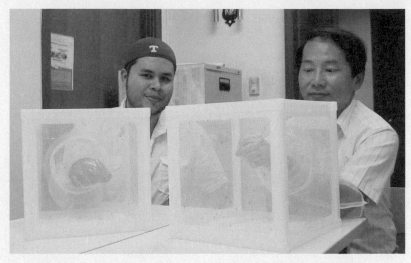

防蚊劑驅蚊測試。

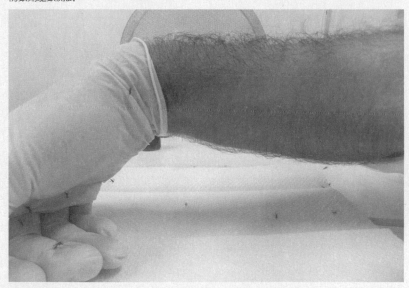

驅蚊作用之評估必須根據世界衛生組織防蚊劑驅蚊測試指南施行。

敵避欺蚊　金鐘罩網

目前廣泛使用的驅蚊試劑是敵避（DEET）或稱爲待乙妥，學名是 N，N- 二乙基 -3- 甲基苯甲酰胺（N,N-diethyl-meta-toluamide）。有兩種理論解釋敵避驅蚊的機制，第一個理論是敵避分子可阻斷蚊子的辛烯醇（1-octen-3-ol）嗅覺接受器，此接受器可偵測出體味（呼吸及汗液）中的含辛烯醇揮發物質，此與二氧化碳無關。第二個理論是敵避刺激蚊子的嗅覺，使蚊子能嗅到敵避的氣味，但因蚊子不喜歡這種氣味而退避三舍。最近的研究顯示敵避或乙妥（indole）可與蚊子的嗅覺結合蛋白（如瘧蚊的嗅覺結合蛋白 AgamOBP1）結合，此種結合可將訊號傳至蚊子嗅覺神經細胞接受器而對敵避或乙妥產生排斥反應，亦即在有敵避存在下，蚊子嗅覺被敵避蒙騙而失靈。

人體體溫使敵避在皮膚表面形成一層薄霧，但不能覆蓋人體的氣味，也無法阻斷蚊子對其它氣味的嗅覺。蚊子不喜歡敵避這種氣味，就不會接近被敵避罩住的體表，也就無法探測出吸引牠的辛烯醇（蚊子觸角分別具有能感應敵避及辛烯醇的神經細胞），辛烯醇類化合物是人體汗液和呼吸氣體中含有的揮發物質。也就是說，蚊子靠嗅覺尋找獵物，而體表（手臂或腳踝）若塗抹了敵避，如同隱形一般，蚊子找不到標的物。

有趣的是，在一個以埃及斑蚊研究的實驗，發現埃及斑蚊暴露於敵避三小時後，對敵避的敏感度下降，換句話說，蚊子若先前接觸過敵避，嗅覺反應會改變，對敵避刺激變得比較遲鈍，比較不會不喜歡敵避。也就是說，敵避會失靈。

無論如何，敵避一定要噴或塗抹在皮膚上，藉體溫在體表釋出一層薄霧，才能發揮作用。一般而言，濃度 25% 至 30% 的敵避 具有五至六小時的驅蚊效果，50% 的敵避其驅蚊作用可達七小時。如果將敵避噴或塗抹在沒有生命的物體表面，是沒有驅蚊效果的。

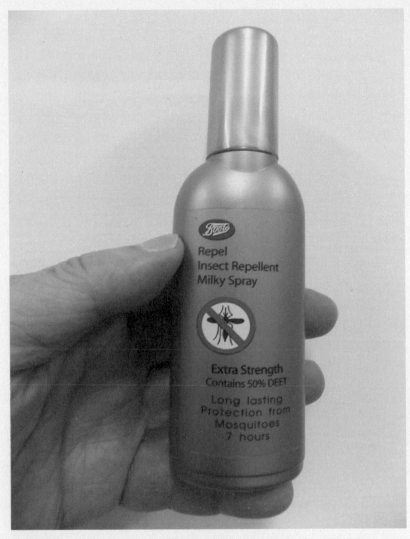

敵避（DEET）問世已超過一甲子，驅蚊效果無懈可擊，然背負不實之罪名，被刻意汙衊。敵避在驅蚊劑商品中被邊緣化，許多無驅蚊作用之草本精油反而大行其道，是典型的劣幣驅逐良幣。含 50%DEET 的驅蚊劑，驅蚊效果達 7 小時。

敵避污名　誤導眾生

　　驅蚊劑敵避（DEET）於一九四六年由美國陸軍首次應用於叢林戰防範士兵被蚊蟲叮咬，一九五七年開始被推廣到民間使用。在臺灣，DEET 屬於指示藥用，爲衛生部管制，進口及製造均需藥證，只能在藥妝店販售，正確使用方法是距離皮膚或衣服約十至十五公分處噴灑（噴液）或直耶塗抹於皮膚上（乳膏）。另一方面，DEET 因可用於驅蚊，又被環保署核准爲一般環境用藥，准許業者以環境用藥進口販賣，但要求業者必須在其產品上加註「不得直接噴或塗在皮膚及衣服上」。同一種成分，兩個不同單位卻做如此迥然迥異的說明，你說奇怪不奇怪。

　　此外，將 DEET 音譯爲「敵避」，當人們閱讀環保署規定的錯誤使用說明時，會以爲敵避如此「惡毒」，不心驚膽跳，避之唯恐不及才怪。尤有甚者，網路出現許多天然驅蚊精油（如香茅、尤加利、薄荷、薰衣草等），號稱不含敵避，完全是純天然的草本植物精油或其萃取物，鋪天蓋地宣傳純天然對人體無毒無害。儘管這些精油產品根本沒有驅蚊作用，但還是大賣特賣，而含有敵避有效成分之驅蚊劑則被敬而遠之。

　　敵避不是氧化劑，對蠶豆症（葡萄糖六磷酸去氫　缺乏）不會有副作用，沒有證據或文獻顯示敵避對蠶豆症是禁忌。相反地，許多植物精油含有強氧化劑之成分，例如：樟腦油，絕對是蠶豆症的禁忌。

　　敵避驅蚊作用與濃度成正比，敵避濃度愈高其驅蚊效果越強。一般而言，30% 的敵避濃度具有六個小時的驅蚊作用。在夜間比較沒有流汗的問題，敵避濃度 30% 即足以發揮驅蚊效果。敵避濃度高過50%，驅蚊效果沒有更好。

敵避（DEET）驅蚊作用與濃度

含 DEET 濃度	驅蚊有效時間
5%	1.5 小時
7%	2 小時
10%	3 小時
20%	4 小時
25%	5 小時
30%	6 小時
50%	7 小時
>50%	7 小時

　　流汗或皮膚與其他物表接觸會降低驅蚊效果，一般建議使用產品含敵避之濃度為 30%。

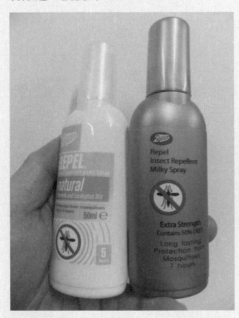

你會選擇哪一種防蚊驅蚊產品？

派卡瑞丁　後起之秀

　　派卡瑞丁（Picaridin）又稱埃卡瑞丁（Icaridin），商品名為 KBR 3023，學名是 2-（2- 羥乙基）哌啶 -1- 羧酸仲丁酯（sec-Butyl 2-(2-hydroxyethyl)piperidine-1-carboxylate），一九九八年由德國拜耳藥廠發現具有驅蚊活性。派卡瑞丁無色無臭，對多種昆蟲具有廣泛的驅避作用。這種新的驅蟲劑對皮膚很友善，相容性相當好，塗抹於皮膚後有清新愉悅的感覺，不會有敵避（DEET）令人不悅的氣味及對皮膚產生的副作用。目前美國疾病控制與預防中心（CDC）評定為除了敵避以外，另一種最有效的驅蚊劑。

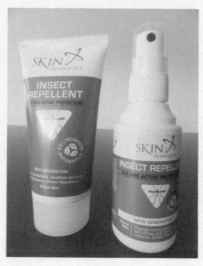

新型防蚊劑：25% 派卡瑞丁保護長達 6 到 8 小時。

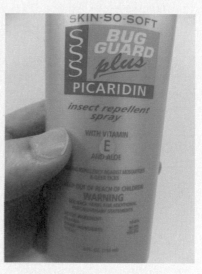

含 10%Picaridin 防蚊液：新型防蚊劑含派卡瑞丁（picaridin），驅蚊效果比美敵避，但無敵避之副作用，可謂青出於藍。未來，此種產品將被廣泛使用。

驅蚊四雄　各領風騷

　　網路有許多以訛傳訛的驅蚊訊息，常見的說法是香茅及尤加利精油具有驅蚊作用，但這完全沒有科學根據。某些植物精油所含的驅蚊成份極低，除非純化濃縮，否則一般萃取之天然精油是無法發揮驅蚊作用。世界衛生組織及美國疾病管制署公佈被認可具有驅蚊作用的成份只有四種。

四種有效的驅蚊成份優劣表

驅蚊劑成分	優點	缺點
敵避（待乙妥）DEET （N,N-diethyl-m-toluamide）	使用歷史長，超過60年。 驅避效果好。 在正確使用下，罕見有副作用（少於10%的敵避會經皮膚進入血循環）。 對孕婦及哺乳無毒性。	對塑膠製品有腐蝕性 會有令人不悅的氣味 誤食或接觸黏膜會有抽筋及發癢症狀出現。 不可讓幼兒小孩自己使用。 高濃度（>25%）對蜱才有驅避作用。
派卡瑞丁 （Picaridin） （KBR 3023）	驅避效果好。 無刺激性。 沒有不悅氣味。 低濃度對蜱即有驅避作用。 對孕婦及哺乳無毒性。	新產品，知道的人少。 價錢較貴。
PMD （p-menthane 3,8-diol）	存在天然尤加利（eucalypyus）精油中，因濃度極低，故天然尤加利精油無驅蚊效果。	尚未有商品化的PMD產品販售，美國環保署（EPA）批准注冊的是萃取物PMD而非天然的尤加利精油。
百滅寧 （Permethrin）	使用於紡織纖維製品及成衣，具有殺蟲及驅蟲作用。	除蟲菊精殺蟲劑不可直接使用於皮膚上。

驅蚊毒性　高低比較

　　各類驅蚊成份對人體毒性不一，目前常用的敵避與派卡瑞丁均具有低毒性或無毒性之特性。

敵避（DEET）驅蚊作用與濃度

驅蚊劑成分	皮膚	口腔	眼睛
敵避（待乙妥）DEET （N,N-diethyl-m-toluamide）	低毒性	低毒性	低毒性
派卡瑞丁（Picaridin） （KBR 3023）	無毒性	低毒性	無毒性
PMD （p-menthane 3,8-diol） （檸檬尤加利精油之一成分）	無毒性	無毒性	高毒性
百滅寧 （Permethrin）	低毒性	中毒性	高毒性

驅蚊防曬　雙管齊下

　　驅蚊（蟲）及防曬乳液可以同時使用，但不要使用含有驅蚊（蟲）及防曬的單一產品。防曬乳液可以在同一皮膚區域每隔一兩小時重複使用，但應避免短時間內重複使用驅蚊（蟲）乳液。一般而言，驅蚊（蟲）乳液一天最好只使用一次，除非流汗或因皮膚接觸其他物表，使驅蚊（蟲）乳液效果降低，才重複使用。

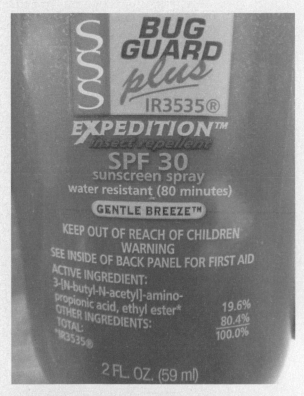

新型防蚊防曬乳液，但不建議短時間內（3 小時）重複使用，因防蚊成份不宜像防曬如此頻繁使用。

敵避防蚊　安全有效

市面上，許多號稱具有驅蚊作用之天然植物精油特別強調不含 DEET，以吸引使用者安心購買。甚至有新聞報導含 DEET 之驅蚊劑外漏而造成手機腐蝕（高濃度的 DEET 很難聞，DEET 會因汗水或雨水侵蝕塑膠類製品），將此事件大作文章，讓人們以為 DEET 有多可怕。事實上，使用 DEET 驅蚊劑必須塗抹或噴灑在皮膚上才能發揮效果，其作用是藉人體體溫使 DEET 在皮膚表面產生一層薄霧，蚊子不喜歡這種味道而不會靠近。

DEET 由皮膚吸收滲入人體的比例很低，雖然 DEET 之使用會因不小心接觸眼睛或嘴巴，刺激黏膜或吸收進入體內而產生副作用（發癢或過敏）及中毒（神經毒性），但除非是使用不當（如長期、高劑量或全身使用），罕見有人出現嚴重症狀。而少數有嚴重副作用的使用者中，通常也沒有出現後遺症。因此，在正常情況下使用，是沒有這些安全上的顧慮。

敵避抗蚊　瑕不掩瑜

含有 DEET 之產品不僅有驅蚊作用，對其他病媒昆蟲（如蜱、虱、跳蚤、白蛉、采采蠅、錐鼻蟲等）及擾人吸血的臭蟲及小黑蚊均有驅避作用，只要依照說明正確使用，適量且均勻地噴灑或塗抹在外露皮膚及頭髮（避開眼睛及嘴唇），防止蚊蟲叮咬之效果幾乎是百分之百，千萬不要被市面上精油不實廣告或網路傳言所誤導，更不要因擔心 DEET 罕見的毒性而因噎廢食。

DEET 的濃度高低與對蚊蟲的驅避作用有平行關係，DEET 濃度越高，驅避效果越久。臺灣市面上可買得到含 DEET 產品的濃度為 25% 至 30%，蚊蟲驅避效果可達五小時。在歐美可買到含 50%DEET 的產品，其驅避作用則高達七小時。在天氣炎熱的地方，流汗會降低 DEET 的驅避效果。

精油無效　敬謝不敏

依據世界衛生組織驅蚊劑測試與評估準則，有效之驅蚊作用必須至少持續三小時以上。迄今在所有被聲稱有驅蚊效果的植物萃取物或精油中，只有石菖蒲精油可達到這個標準。然而，石菖蒲精油對人的急性慢性毒性未明，是否有潛力成為商品化驅蚊劑，尚有待進一步研究。所有仿間或網路上號稱有驅蚊防蚊效果的精油，包括大家所熟悉的香茅及尤加利精油等，其驅蚊效果事實上相當有限，最長不會超過半個小時。網路上或市面上有些產品號稱各種精油之組合，例如：茵陳／檜木／薄荷／針葉樹或香茅／茶樹／尤加利／檜木／柚仔／薄荷／薰衣草／土肉桂等之混合精油，其驅蚊效果均低於三十分鐘。

精油雖是植物萃取物，但天然並不表示安全，可能風險更高。精油高揮發的特性，就不是符合理想驅蚊劑的條件，而且精油含有許多化學成分不明的物質（甚至是毒性很強的化學物質），有些高濃度精油就像有機溶劑，對塑膠製品有腐蝕作用。市面上，許多精油是以異丙醇稀釋，常用於按摩紓壓的芳香療法，無論是經由皮膚或呼吸道，長期接觸精油，對健康並不好。

193

精油驅蚊成份與作用時間比較表

驅蚊成分	驅蚊作用持續時間
30% 敵避（DEET）	6 小時
25% 派卡瑞丁（picaridin）	>6 小時
10% 香茅精油	< 5 分鐘
10% 丁香精油	< 5 分鐘
10% 薄荷精油	< 5 分鐘
10% 檜木精油	< 5 分鐘
1% 土肉桂精油	< 5 分鐘
10% 柚仔皮精油	< 5 分鐘
10% 樟腦精油	< 5 分鐘
10% 薰衣草精油	< 5 分鐘
10% 尤加利精油	< 30 分鐘
10% 茶樹精油	< 5 分鐘
10% 石菖蒲精油	3 小時
10% 香茅 / 尤加利精油	< 30 分鐘
10% 香茅 / 尤加利 / 薰衣草 / 薄荷精油	< 30 分鐘
10% 茵陳 / 檜木 / 薄荷 / 針葉樹	< 30 分鐘

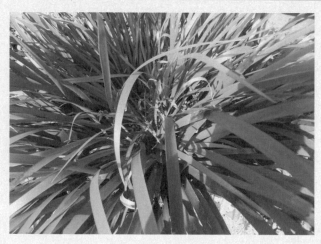

石菖蒲（*Acorus graminueus*）：在各種中草藥中，石菖蒲精油具有較長時間的驅蚊作用（3 小時），但成本與精油毒性考量，尚無法商品化。

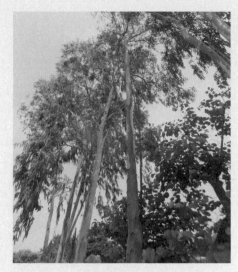

檸檬桉樹（*Eucalyptus citriodora*）。

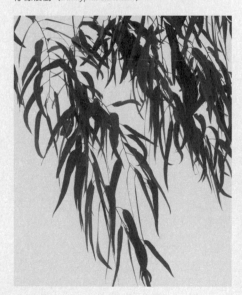

檸檬桉樹葉。

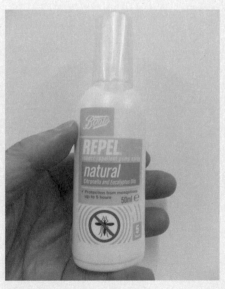

含檸檬桉之天然防蚊液，驅蚊無效。

精油驅蚊效果短暫——由於對敵避（DEET）的誤解或汙衊，市面上有許多聲稱有驅蚊作用的商品，刻意強調其產品是不含敵避，而是使用天然草本植物萃取物或精油。事實上，這類產品的驅蚊效果很差，精油容易揮發及氧化，其驅蚊作用通常無法維持三十分鐘。有效驅蚊劑之驅蚊作用至少可以維持三至四小時，甚至可以長達六至八小時。以植物精油或萃取物為號召之驅蚊商品，不僅在國內市場處處可見，即使世界知名品牌也淌這渾水，賠了商譽。雖然從檸檬桉（Lemon Eucalyptus）所萃取的精油中發現一種具有驅蚊作用的物質，稱為 p-menthane 3,8-diol （PMD），但 PMD 在檸檬桉精油中的含量很低，使用未純化的檸檬桉精油並無法提供有效的驅蚊作用。目前業界是以化學合成方式大量製造 PMD，未來若通過臨床試驗，將多一種驅蚊劑可選擇使用。

精油驅蚊　自欺欺人

有些迷思是誤以為植物萃取物或其精油是天然而且安全，某些報告說植物的萃取物或精油混合物或具有驅蚊作用，不過其驅蚊效果常被誇大。蚊子的嗅覺對萜類化合物的反應可能很強烈，桉樹、香茅、丁香、薄荷和樟腦等具有特殊的氣味，就是含有萜類化合物。但這些植物精油中的萜類化合物因揮發快，驅蚊作用短暫（最久不會超過三十分鐘），若要使用這種含有天然成分的防蚊液，至少要每隔半小時不斷噴灑或塗抹。

這類植物精油在應用上是不切實際，因為我們不可能每隔半小時就要補擦或噴一次。而令人擔心的是，這些植物萃取物及精油的成分非常複雜，藥理及毒性未明，貿然塗抹或噴灑在自己皮膚上，等於將自己當小白鼠做實驗。仿間流傳的天然香草精油驅蚊劑不僅沒有驅蚊效果，若經常使用，還可能會造成對肝腎的慢性毒性傷害。

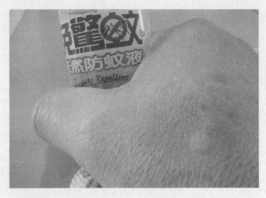

無效之天然防蚊液。

蚊子忌避劑，防止蚊蟲叮咬、預防登革熱、瘧疾、日本腦炎。

薰衣草、天然尤加利、檸檬香茅、薄荷萃取物。

室外活動需要避免蚊蟲叮咬之大人、小孩。

適用於居家、露營、登山、垂釣、野營、郊遊、庭園除草等戶外活動及蚊子出沒場所。

直接噴灑於外露衣物之皮

無效之天然防蚊液。

除蟲菊精　薰香驅蚊

　　液體電蚊香或電蚊香片或蚊香卷的主要成分是對人體低毒性的除蟲菊精——賜百寧（esbiothrin）、普亞列寧（prallethrin）、百亞列寧（bioallerhin）等，利用加熱或燻燒使除蟲菊精揮發，瀰漫於空氣中，驅趕、擊昏或毒殺蚊子。

　　室內驅蚊劑的正確的使用方法——人及寵物（如貓狗）等先離開，將門窗關上，然後打開電蚊香（十平方米的房間至少使用一小時）。再進入室內後，將窗戶打開以利通風（但必須有紗窗防止屋外蚊蟲飛進）。若在睡覺時點蚊香，等於長時間吸入除蟲菊精，對健康不好。此外，有些劣質蚊香含有戴奧辛，對健康構成嚴重的威脅。

　　活動式驅蚊器亦是以除蟲菊精為驅蚊劑，內置除蟲菊精浸泡濾紙，並以兩顆三號電池帶動一內置微小風扇。優點是方便攜帶可移動，缺點是驅蚊劑之釋出在戶外會被空間稀釋及易受風向影響，在戶外或空地，釋出之驅蚊劑無法覆蓋固定空間，無法形成保護網，蚊蟲可以乘虛而入。此外，此種設計是拋棄式且需要兩顆電池，不利於環保。

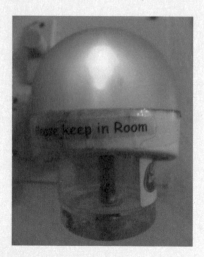

合成除蟲菊精不僅有驅蚊作用，亦可擊昏或毒殺蚊子。合成除蟲菊精常作為電蚊香液或電驅蚊片或驅蚊薰燒環之驅蚊成分，但不可在密閉室內使用。理想的使用方法是人離開房間，緊閉門窗。人進入屋內後，應打開門窗通風（有紗窗紗門阻擋蚊子飛入）。切記不可睡覺時讓揮發之除蟲菊精伴你入眠，長時間吸入揮發性除蟲菊精等於接受慢性呼吸中毒療法。

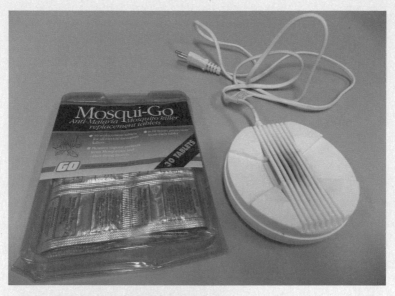

使用合成除蟲菊精之電蚊香片。

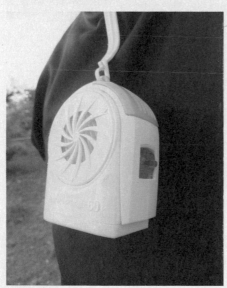

虛晃一招的遊走式驅蚊器，在開放空間
使用攜帶型除蟲菊精電驅蚊片，號稱走
到哪裡驅蚊哪裡，但因氣流影響及空間
之稀釋作用，無法維持有效驅蚊濃度。

捕蚊達人　虛晃一招

　　傳統的捕蚊燈是利用昆蟲的趨光性來進行捕捉蚊蟲，改良型的捕蚊燈則多加了一些引誘蚊子的有機酸並模擬二氧化碳釋出。捕蚊燈的燈管是藍色的，藍光是可見光中能量最強的波長。眼睛如果長期曝露於藍光下，會使眼球病變（例如白內障）的機率增加，使用這類捕蚊燈應小心，避免長時間直視。光線對不同種蚊子的吸引力不同，例如熱帶家蚊對光線較敏感，易被捕蚊燈捕獲，但白線斑蚊及埃及斑蚊不喜歡光線，不易被捕蚊燈誘殺。若捕蚊燈置放的地點無其他光源也無人或其他動物時，捕蚊燈或許可以捕捉到一些蚊蟲，但當捕蚊燈附近有人時，人體所散發出的二氧化碳、體溫及體味，對蚊子的誘惑遠遠超過捕蚊燈的吸引力，讓捕蚊燈無用武之地。因此想單靠捕蚊燈來避免被蚊子叮咬，是不可能的任務。

　　網路上流行自製簡易捕蚊器，使用寶特瓶內加糖水即可捕獲蚊蟲。此種設計的概念源自糖水在有微生物的環境會發酵，有氧呼吸及厭氧呼吸可產生二氧化碳及乳酸或其他有機酸，可以吸引蚊子，尤其是公蚊子（吃素）。這種簡易捕蚊器若置於室外，蚊蟲捕獲可以來個大豐收，但如果仔細檢視所捕獲的蚊蟲可說五花八門，而且蚊子幾乎都是公蚊子。母蚊子要吸血，根本不屑光臨（除非口渴找不到吸血對象）。更糟糕的是，吸過血的母蚊子把它當作理想產卵的育兒所，反而變成一個理想蚊子孳生源（除非每星期至少清倒一次，但現代人太忙了，放了就忘了）。如果將這種自製行捕蚊器放在屋內，同樣地，人體的誘惑吸引力會告訴蚊子真正的美食在何方。

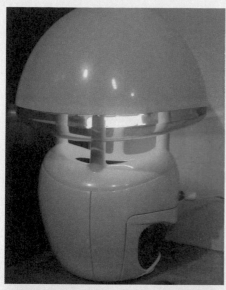

許多造型美觀的新型捕蚊燈，放出藍光並聲稱模擬人體體味，可以產生二氧化碳及釋出乳酸，但捕蚊效果有限，尤其當在有人存在時，真人所釋出的誘蚊效應使這類產品了備一格。 這類產品號稱捕蚊達人，其實是虛有其名。

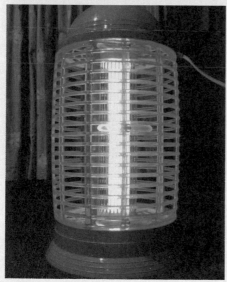

許多人都使用過傳統捕蚊燈，但如同上述之新型捕蚊燈，你會發現飛蛾撲燈但捕蚊效果有限。

驅蚊招數　五花八門

　　驅蚊產品五花八門充斥市場，漫天吹噓的廣告如小不叮貼布及防蚊手環。這類產品的設計本身就不符合邏輯（人體皮膚暴露的面積無法靠一些小不叮貼布或戴兩個手環就罩得住），而強調使用天然精油更是是荒謬（植物精油驅蚊效果短暫）。這些產品號稱的功能都是業者想當然耳，只能當裝飾品而已。另有一種仿捕蠅黏紙的捕蚊黏紙對蚊子一點都沒有吸引力，倒是其他無辜昆蟲誤打誤撞遭受池魚之殃。

　　蚊子對紅黃色是色盲，因此市面上就出現黃色燈泡驅蚊之產品。事實上，只要有人在，人體釋出的誘蚊導航信號，足以使看不見紅黃色的蚊子順利找到目標。不相信你可試試看，房間改用黃色燈泡，蚊子照樣光臨找你麻煩。

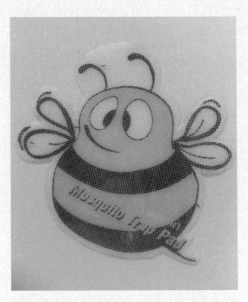

仿照捕蠅黏紙設計之捕蚊黏紙，但很難誘引蚊子上當，
少數蚊子誤打誤撞，不幸被黏上。

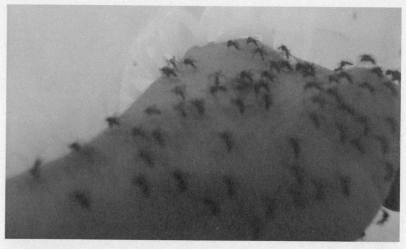

無效香茅防蚊環。

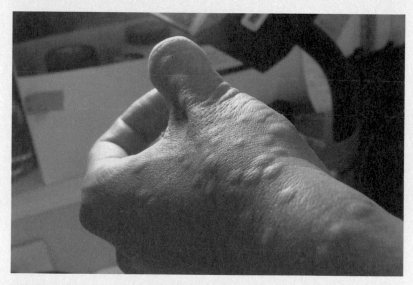

香茅手環是防蚊騙局——長期以來，香茅油一直被誤傳具有驅蚊作用。雖然香茅油很嗆鼻，我們理所當然認為蚊子也不喜歡這種味道，但蚊子的嗅覺感受器迥異於人類，蚊子一點都不怕香茅油。戴著香茅手環，被埃及斑蚊叮得慘不忍睹。

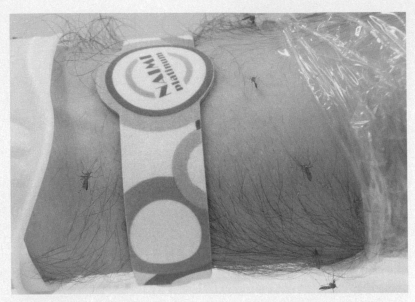

含有草本植物精油之防蚊手環無法驅逐蚊子。

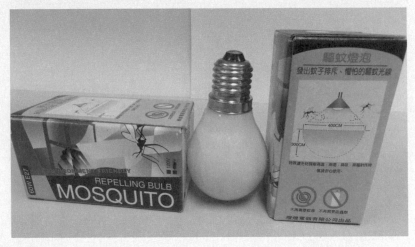

驅蚊黃色燈泡：黃色燈泡之燈光涵蓋半徑為 2 至 3 公尺，即使你將自己限制在這個範圍內，你本身釋出的誘蚊效應絕對會吸引那些蚊來蚊往的蚊子準確地降落在你皮膚上。

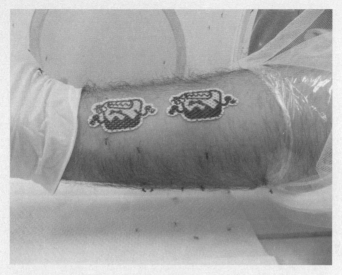

小不叮。

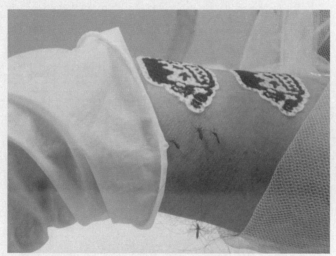

騙人玩意的驅蚊貼片，許多父母誤信小不叮貼片廣告，以為在小孩身上或衣服上貼一些廣告所說的防蚊貼片，蚊子就不敢靠近。事實上，蚊子無視於這些防蚊貼片的存在，會大快朵頤。

電擊聖拍　殺蚊必備

電蚊拍在各種捕蚊殺蚊產品中算是比較實用的工具，如果室內蚊蟲很多，揮動電蚊拍會很有成就感，劈哩啪啦響好像殺敵萬千，但得小心，不可揮動太快，蚊子可能只是被電昏而已，揮動慢一點以確保蚊子與電蚊拍接觸面夠久，真的把蚊子給電焦了。不過，如果你吃齋念佛不敢殺生，這把殺蚊聖拍，就無用武之地了。記得，如果房間內只有一隻蚊子騷擾你，讓你不安，跟你玩捉迷藏，你得要有耐心沉得住氣，不可急躁出手，用力過猛，摔斷電蚊拍。不出手則已，一出手就要準要狠，一擊就要對方斃命，千萬不可讓它死裡逃生，反咬你一口。記住：與蚊鬥爭的最高境界就如同政治鬥爭，政治沒有人性，殺蚊不可慈悲，欲達目的，不擇手段致蚊於死地是最高指導原則。

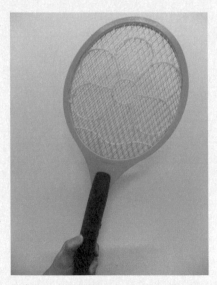

對可恨的蚊子做出致命的一擊。電蚊拍擊殺蚊子，必須盯著蚊子揮，要有耐心。

chapter 9

蚊言啟示　頓悟人生

隨蚊觀天下看人生

　　自從在非洲跟蚊子結緣，朝夕相處以來，感覺好像蚊子對人類果然一無是處，如果刻意忽略它在生態上還是會扮演些正面角色的話。蒐尋看看古往今來，究竟有多少文人雅士對蚊子品頭論足。結果不出所料，自古以來，痛恨蚊子之詩詞幾乎是一面倒的惡語交加。只有一個例外，就是中國現代文學的開山巨匠——魯迅，從被蚊子一咬而感觸人生，在理性與感性中尋找平衡。

　　民國初年魯迅(1927年)在其《三閒集》的〈怎麼寫〉中說：雖然 不過是蚊子的一叮，總是本身上的事來得切實。魯迅被蚊子一咬，感觸從終極思考(宇宙奧義與人生真諦)回到現實真相(平日見聞與是非善惡)——不空談艱深哲理，而痛貶世俗虛偽懦弱。

　　魯迅還說：人的本身一定要死，卻還要吃飯。這不是對人生的無奈，而是要勇敢地去做自己，盡了力，即使失敗也無悔。觀想蚊子，生命短暫如蜉蝣，為繁衍代代子孫，即便人類常以鐵砂掌伺候，也要奮力一吸，死而後已。

　　或許我們無法導演自己人生的劇本，人生無法預演，無論悲歡離合，我們總是要面對。好好詮釋人生裡的故事，才能活出生命的意義。人生有許多機運，就像蚊子有許多吸血機會，如果舉棋不定，挑三揀四，不但將喪失機會，也可能一步錯誤，陷於萬劫不復之地。蚊子每一次的叮人吸血，就代表風險的存在，人生也是如此，每一個嚐試可能就是一種轉變，每一個改變就是新的契機。人生的目標一旦確定，就要有十年磨一劍的毅力與努力，就會有令人動容的故事。

　　每個人的一生中都有一些故事，喜歡也好，不喜歡也罷，總是生命裡的一部分。　人們常常堅持己見，認為自己永遠是對的。自艾自嘆，自以為是悲劇英雄的角色，彷彿這世界對你多不公平，周遭的人都對不起你，對你有多麼不仁不義。你可以負面的角度看待所有的事情，然後你一樣可以一無所有的離開這個塵世。只是要問的是，何苦如此鑽牛角尖，為難自己，為難別人。不能寬恕別人，只會使自己陷在死胡同裡，至死都沒有頓悟，被束縛的心靈還是綁在過去。

　　你也可以達觀面對一切，人生幸福的方式有很多種，最重要的是不要因挫折而失去信念。可曾記得藏人的轉輪嗎？當你撥動轉輪時，它代表甚麼呢？我的解讀是它代表轉念，人的一念間的轉變，可以讓人開朗，生命就有活力，重新啟

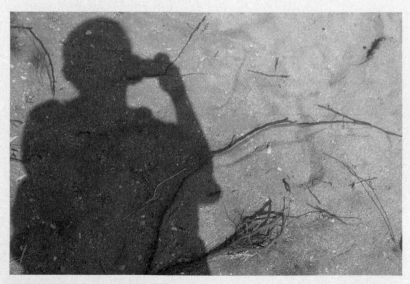

從影子看自己。

動尋找人生目標的動能，重新開始講一段故事。如果你認為自己渺小微不足道，想想一隻蚊子如何弄得你一夜難眠，請不要妄自菲薄。

科學家習慣理性思考，對於蚊子，一定會從大體外觀到細胞分子窮追不捨，從科學證據尋找真相與意義。如果我們能像文學家帶著感性與想像力，也許能從蚊子的生存之道悟出一些人生哲理，不再執著於物質的本相，屏除物種的優越感，跳脫對立的思維，或許人與環境的關係會更加美好。

放緩腳步品味人生

　　北宋才子蘇軾 (1037-1101) 雖然一生坎坷不平，但仍心境曠達。在〈前赤壁賦〉裡，他借用客人的話「寄蜉蝣於天地，渺滄海之一粟」，形容人生短暫得像蜉蝣寄存於天地間，渺小得像滄海中的一粒粟米。此千古傳誦名句所隱喻的「蜉蝣」或作「浮游」，以現代的生物觀點看「蜉蝣」，應泛指蚊蟲之水生期幼蟲或稱孑子，雖不至於朝生而暮死，但面對生命的無常，生命渺小不可測，以孑子喻歲月如流，人生何幾，當是東坡居士之嘆也。

　　小小孑子一旦成蛹羽化為蚊，就專志一項工作任務，繁衍子孫後代，在食物鏈中扮演平衡的角色。然而，人類與蚊子有利益與生存的衝突，人類自視甚高，凡踩我紅線 (吸血) 者，不容於天地，必須去之而後快。人類以為可以主宰萬物，「要蚊死，蚊就不得生」，以為天地生靈都必須遵循迂儒古訓「君要臣死，臣不得不死。父要子亡，子不得不亡」，以利掌權者統治蒼生。看看自私的人類，為了將蚊子趕盡殺絕，百年來，以各種生化武器對蚊蟲展開大屠殺，結果是蚊蟲越毒越壯，甚至百毒無懼。不死心的人類，改弦易轍，從基因下毒手，不惜冒生態浩劫危機，也要讓蚊蟲絕子絕孫。人類所作所為不擇手段，已經不是蚊子的問題而已，蝴蝶效應，牽一髮動全球。「末日清單」都是人類自作孽不可活的產物，影響地球永續生存的最大威脅其實就是人類本身。

　　全球化是資本主義追求利潤極致的境界，物質文明主宰了大部份人們的生活節奏。我們的教育從小就告訴學生要力爭上游，如同溪裡小魚逆流而上，勉勵莘莘學子不進則退。

211

各行各業，藉由競爭，追求卓越，想方設法出人頭地，在銅臭味的金錢財富中打滾，在腐敗的官僚特權中沉浮。大部份人不曾懷疑過這種以物質為導向的人生哲學，從青春歲月到熟齡壯年，一心一意追求無止境的物質欲望，辛苦了一輩子，就算有了財富與地位，卻可能失去了親情與健康。個人如此不堪，地球也遭殃，生態惡化，物種毀滅，後代子孫恐將永無翻身之日。

有一首歌「放慢腳步」，讓我們細細品味：

你可曾注意到旋轉木馬上天真的小孩？

或傾聽雨點落在地上的聲音？

可曾欣賞蝴蝶在花叢間輕波曼舞？

或注視黃昏時的夕陽斜下？

你應該學會慢下來

不要如此匆忙

生命是短暫的

人生無常

你是否每天忙進忙出？

一直在忙碌中

當你試著問自己「你好嗎？」

你可曾靜下來聽聽內心的迴響

當一天過去後

你是否仍帶著百般的雜念進入夢鄉

或著轉側難眠到天亮

你應該學會慢下來

不要如此匆忙

生命是短暫的

人生無常

可曾告訴你的小孩明天再做吧！

在你的催促中看到他的悲傷？

可曾永遠沒有時間

失去聯絡讓友誼逐漸褪色

打個電話說聲哈囉

你應該慢下來

不要如此匆忙

生命是短暫的

人生無常

當你總是急急忙忙抵達某個地方

你失去了到達目的地大半的樂趣

當你擔憂而倉促過了一天

就像丟掉一個未曾打開的禮物

人生不是一場比賽

腳步應放慢半拍

在人生的樂章結束前

聽聽自己內心的一首歌吧！

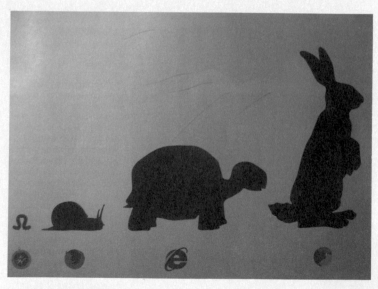

網路世代要學習慢走快活。

關於蚊子的狂想曲

蚊起蚊滅　功名利祿

古今文人對蚊子憎恨有之，罕有讚美之詞

一隻蚊子讓你一夜難眠

一隻蚊子讓你一病不起

一隻蚊子讓你一醒頓悟

一隻蚊子讓你一舉成名

瘧疾詩歌　小小夢魘

Poems on Malaria The Little Nightmares

Dark against the setting sun 落日餘暉

their buzzing wings a vicious hum 嗡嗡惡蚊

the murderous hoard which 兇殘累累

swiftly prowls 來去自如

the twisted avenues 破瓦陋巷

the gloomy slums 貧窟伏襲

蚊微吻利　惡魔飲血

Like a beast they stab and swallow

and return home content and spotty 滿足而歸

where they breed a terrible army 堅甲利兵

which will soon be feasting on your body 心膽具裂

談蚊色變　疫病隨影

The Way of the Mosquito

The small bug lands 蚊蟲欺身

On an arm or hand 親手舐臂

And swiftly does its work 一吻而就

Then time spreads the poison 萬毒穿心

And brings on the symptoms 病入膏肓

And soon the victim＇s grave is booked! 死神呼喚

細若蚊吟　攪人清夢

　　蚊擾夜不能寐——莊子在〈天運篇〉就說：蚊蟲嚌膚，則通宵不寐矣。

　　五代南唐楊鑾作詩云：白日蒼蠅滿飯盤，夜間蚊子又成團。每到夜深人靜後，定來頭上咬楊鑾。

　　一隻蚊子蚊音繞耳就可以攪人睡不安寢，清代趙翼深受其擾，有詩曰：六尺匡床障皂羅，偶留微罅失譏訶。一蚊便攪一終夕，宵小原來不在多。

　　成群結隊的蚊子更壯觀，唐代劉禹錫在〈聚蚊謠〉形容群蚊罩頂：喧騰鼓舞喜昏黑，昧者不分聰明惑。露華滴瀝月上天，利嘴迎人著不得。夏蚊成雷，道出蚊眾我寡的無奈：沉沉夏夜蘭堂開，飛蚊伺暗聲如雷。嘈然響起初駭聽，殷殷若有南山來。露花滴瀝月上天，利嘴迎人著不得。我軀七尺爾如芒，我孤爾眾能我傷。

　　清代袁枚在〈碧紗櫥避蚊詩〉中更形容蚊子成群結隊如傾巢而出的毛賊：蚊虻疑賊化，日落膽盡壯。嘯聚聲蔽天，一呼竟百唱。如赴闤闠市，商謀抄掠狀。

與蚊共舞　奈蚊如何

蚊子吸血擾人，令人不快。晉朝傅選在〈蚊賦〉中痛陳：餐膚體以療饑，妨農功於南畝，廢女工於杼機。

自古以來，民間燒艾草燻香驅蚊。南宋詩人陸游有云：澤國故多蚊，乘夜吁可怪。舉扇不能卻，燔艾取一塊。

亦有詩人隨遇而安，隨蚊他去。清代袁枚即興爲詩：白鳥（即蚊子）秋何急，營營若有尋。貪官回首日，刺客暮年心。附煖還依帳，愁寒更苦吟。憐他小蟲豸，也有去來今。

杭州詩人葉誠深受蚊子之害，他在〈譙蚊詩〉中深有體會地說：三伏涼夜好，清風吹滿懷。時方愛露生，鳴鏑一聲來。

蚊來蚊往　嗜血成性

唐代詩人孟郊在〈斥蚊〉詩中描述蚊子爲要繁衍後代以延續生命，非得冒死吸血不可：五月中夜息，饑蚊尚營營。但將膏血求，豈覺性命輕。顧己寧自愧，飲人以偷生。願爲天下蠛，一使夜景清。

北宋文學家范仲淹作詩〈蚊〉形容雌蚊吸血瞬間爲永恆：飽似櫻桃重，饑如柳絮輕。但知求旦暮，休要問前程。

北宋詩人梅堯臣也認爲蚊子吸血是損人利己，在〈聚蚊〉中細數蚊子萬般不是：日落月復昏，飛蚊稍離隙。聚空雷殷殷，舞庭煙冪冪。蛛網徒爾施，螗斧詎能磔。猛蠍亦助惡，腹毒將肆螫。不能有兩翅，索索緣暗壁。貴人居大第，蛟綃圍枕蓆。嗟爾於其中，寧誇觜如戟。忍哉傍窮困，曾未哀癃瘠。利吻競相侵，飲血自求益。蝙蝠空翱翔，何嘗爲屏獲。鳴蟬飽風露，亦不慚喙息。薨薨勿久恃，會有東方白。

為蚊所困　終極蚊子

清浙江名士單斗南寫了一首〈詠蚊詩〉，形容蚊子只顧吸血，不知死期將至：性命博膏血，人間爾最愚，嘬膚憑利喙，反掌隕微軀。

中國吉林詩人劉慶霖在〈夜半語蚊〉栩栩如生地描述蚊子吸血，不知大禍臨頭：天生我亦可憐君，夜半嗡嗡空腹吟。予血無多能一飽，不應飛去更叮人。暗中君子少斯文，舐血輪番當點心。忽見燈明飛欲躲，掌襟魂散不知墳。

以蚊喻人　小人是也

諷刺社會階級剝削迫害弱者

明初方孝孺在〈蚊對〉中借蚊喻人：今有同類者，啜粟而飲湯。認為剝削者比蚊子尤為厲害：乘其同類之間而陵之，吮其膏而醨其腦，使其饑踣於草野，離流於道路。比喻社會上小人血淋淋的剝削壓迫，比蚊子叮人更為殘酷。

詛咒那些趨炎附勢的小人

明代陳大成，以蚊吸人血比喻小人，趁人之危，落井下石，得意忘形。作〈咒蚊〉詩曰：白鳥向炎時，營營應苦饑。進身因暮夜，得志入簾帷。噓吸吾方困，飛揚汝自嬉。西風一朝至，蕭索竟安之。同一時代，另一無名氏亦寫檄蚊詞：名賤且身輕，遇炎涼，起惡憎，尖尖小口如鋒刃。嬌聲夜擺迷魂陣，好無情，吮精血，猶自假惺惺。

詩聖杜甫　罹瘧有感

（西元七五一年，困頓長安）

麟角鳳觜世莫識，煎膠續弦奇自見。

尚看王生抱此懷，在於甫也何由羨。

且遇王生慰疇昔，素知賤子甘貧賤。

酷見凍餒不足恥，多病沈年苦無健。

王生怪我顏色惡，答雲伏枕艱難遍，

瘧癘三秋孰可忍，寒熱百日相交戰。

頭白眼暗坐有胝，肉黃皮皺命如線。

惟生哀我未平復，為我力致美肴膳。

遣人向市賒香粳，喚婦出房親自饌。

長安冬葅酸且綠，金城土酥靜如練。

兼求富豪且割鮮，密沽鬥酒諧終宴。

故人情義晚誰似，令我手腳輕欲漩。

老馬為駒信不虛，當時得意況深眷。

但使殘年飽吃飯，隻願無事常相見。

蚊子啟示　頓悟人生

　　民國初年魯迅（1927年）在其《三閒集》之〈怎麼寫〉中說：「雖然不過是蚊子的一叮，總是本身上的事來得切實。」魯迅被蚊子一咬，感觸從終極思考（宇宙奧義與人生真諦）回到現實真相（平日見聞與是非善惡）──不空談艱深哲理，而痛貶世俗虛偽懦弱。

　　他還說：「人的本身一定要死，卻還要吃飯。」這不是對人生的無奈，而是要勇敢地去做自己，盡了力，即使失敗也無悔。觀想蚊子，生命短暫如蜉蝣，為繁衍代代子孫，即便人類常以鐵砂掌伺候，也要奮力一吸，死而後已。

蚊害雖多　必有利乎

　　沒有人會喜歡蚊子，有些科學家認為即使全世界的蚊子都消失了，對地球的生態也不會有任何影響。但蚊子實在多到不可能被消滅，人類只好學習如何與它相處。

食物鏈中扮演的角色

　　蚊子是蜻蜓、蝙蝠、蜘蛛及魚的重要食物。

協助某些水生植物授粉

　　雄蚊靠花蜜汁液得到能量的同時，促進水生植物授粉作用。水生植物可提供某些動物作為庇護所並促進光合作用以增加氧的供應。

增加物種的多樣性

　　燕子，藍鳥，黃鶯，麻雀等鳥類捕食蚊子，有助於確保不同鳥類物種的生存。此外，候鳥捕食雌蚊（吸過血），是重要的營養來源。

醫學發現

　　研究蚊子唾液中具有麻醉作用的成分以開發新型麻醉劑；設計與蚊子口器相似的針頭讓糖尿病患自我驗血時比較不痛。

人口控制

　　每年死於蚊子傳播疾病如瘧疾、登革熱、病毒腦膜腦炎、黃熱病等至少有數百萬人，間接減緩地球人口增長。在自然界食物鏈上蚊子是最惡毒的動物，對人類以小搏大，對人口控制提供另類貢獻。

蚊言蚊語　警世通言

　　蚊子甲：我們只吸人類那麼一點點血，他們就大驚小怪，認為我們萬惡不赦，非得把我們趕盡殺絕不可。

　　蚊子乙：他們每天大魚大肉，吸血無數，生靈遍地哀嚎。單單在臺灣，每天可以吃掉二十五萬片雞排，相當於十座一○一高樓。地球的資源都快被人類耗光了，他們永遠不知反省，還自我感覺良好。

　　蚊子甲：我們是在拯救人類，傳播一些疾病給他們，順便做一些人口控制，降低他們在地球的開發速度，減少地球資源浪費。他們不知感恩，還處心積慮要消滅我們。

　　蚊子乙：還好我們的祖先基因優秀，適應能力強，再毒的農藥我們也不怕。妳看，他們現在幾乎束手無策，已動腦筋在我們的基因做手腳，宣稱可以改造我們，讓我們絕子絕孫。但他們永遠記不起教訓，我們會反撲。

　　蚊子甲：他們從小就被教育人定勝天，人類以為自己是萬物之靈，可以為所欲為。殊不知天地物種唇齒相依，更何況，我們的存在是地球生態的指標。

人蚊對話　醒世恆言

人類：上個世紀六〇年代（1948-1970）DDT 真好用，蚊子幾乎快被殺光了。

蚊子：是啊！當時不僅我們大禍臨頭，連鳥兒也不見了，人類還出了一本書《寂靜的春天》，好像在警告愚昧的地球人，若不懸崖勒馬，人類要付出代價的。重要的是，我們的祖先基因適應力強，見招拆招。

人類：我們科技發達，每年都有數以千計新的殺蟲劑合成，不信對付不了蚊子產生的抗藥性。

蚊子：人類自掘墳墓，真的不見棺材不掉淚。

蚊話講堂　寓意人生

If you think you＇re too small to have an impact, try going to bed with a mosquito.（Anita Roddick）──如果你認為自己渺小微不足道，想想一隻蚊子如何弄得你一夜難眠。（不要妄自菲薄）

As different as an elephant and a mosquito. ──天壤之別。

He can swallow a camel but chokes on a mosquito.（Lebanese）──亞歷山大橫掃歐亞卻死於蚊子。（千里之堤毀于蟻穴）

The little mosquito beat the lion, but he could not beat the spider. ──自滿而驕必敗。（螳螂捕蟬麻雀在後）

In heaven you won＇t hear the mosquitoes.（Finnish）──極樂世界耳根清靜。

蚊子論劍　蚊風喪膽

　　瘧蚊：歷史上我最有名，有個英國人還因研究我而獲得諾貝爾醫學獎。世界衛生組織把我當頭號敵人，在熱帶非洲我的知名度是家戶喻曉——讓大家蚊風喪膽。古時候，人類不了解我，還說我來自瘴癘之鄉，其實，我生長的地方最乾淨，沒有農藥，也沒工廠廢水汙染。

　　斑蚊：我是亞洲虎，後起之秀，不到五年就征服五大洲。登革是我的拿手戲，屈公讓我如虎添翼，人類已對我另眼看待。

　　家蚊：妳們別不長進，只會在第三世界作威作福，樹大招風，讓我受無妄之災。寄生蟲病毒我都喜歡，我四海爲家，隨遇而安，你家就是我家。西尼羅病毒讓我在美國找到新舞臺。

瘧蚊戲言　蚊言無忌

　　甘比亞瘧蚊：小夥子，吃（吸）飽了，就要到戶外散散步，個子才會長高。

　　矮小瘧蚊：我生性內向，屋內比較溫暖，餓了進食（吸血）也方便。我是很羨慕妳到處串門子，可是外面日曬雨淋風吹雨打，我可不喜歡。

　　甘比亞瘧蚊：妳看，整天躲在屋內，難怪人類一個小把戲，甚麼室內殘效噴灑，就要把妳們給滅族了。

斑蚊諍言　吸血是金

白線斑蚊：妳爲何用情不專？到處劈腿找愛人（吸）血，一次要三、四個對象才能滿足妳的口慾。

埃及斑蚊：機警是生存的必要條件，只要感覺不對勁，馬上換對象，找下一個目標。

白線斑蚊：我就是死心蹋地只愛（吸）一個人（血）？妳看，我就是那麼專情（注），才那麼容易被人一巴掌打死（犧牲）。

家蚊有志　覓地擇良

熱帶家蚊：搬到我們城市來定居吧！我們這裡可熱鬧呀，高樓大廈車水馬龍，妳看，人這麼多，吸血吸不完，不會餓肚子的。

三斑家蚊：好是好，可是妳們這裡空氣中的毒氣太多了，這臭水溝的味道我很不習慣，我的蚊寶寶恐怕無法長大。爲了下一代，我還是留在鄉下，小橋流水，田野生活，健康自在些。

蚊子跳機　非法入境

非洲的瘧蚊常偷偷地躲在機艙內，等到飛機抵達歐洲或美國，它們不是去投奔自由，而是跳機當非法移民。這種隨巨無霸飛機抵達的不速客，稱爲巨無霸蚊子（jumbo mosquitoes），往往造成機場工作人員或機場附近居民感染瘧疾，此種瘧疾稱爲機場瘧疾（airport malaria）。不過這些瘧蚊新移民通常無法落地生根，很難在當地傳宗接代，最後飲恨而客死異鄉。

　　國際民航局規定，凡是由非洲起飛的國際航班，在抵達目的地降落前，空服員必須在機艙內噴灑殺蟲劑，防止機上有偷渡蚊子跳機成功。

蚊子偷渡　夾帶闖關

　　除了跳機外，蚊子也可藉夾帶入關的方式，成功移民新大陸。素有亞洲虎之稱的白線斑蚊，將卵產在舊輪胎內，斑蚊卵耐熱耐旱，即使經過海運長途運輸，一年半載後都還可存活，正所謂久旱逢甘雨，一場及時雨，可讓斑蚊卵完全孵化，在他鄉異地展開新生活，白線斑蚊徒子徒孫就這樣迅速擴展版圖。白線斑蚊入侵美國，最近不到幾年間，許多州都淪陷了。

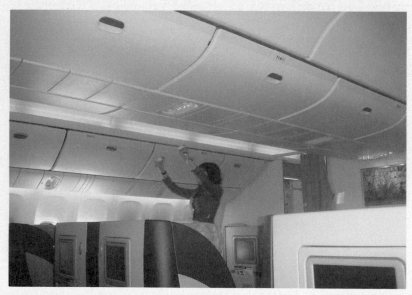

從非洲飛往歐洲的航班，空服員在飛機降落前會噴灑殺蟲劑（除蟲菊精），毒殺潛入機艙的蚊子偷渡客，防止瘧蚊登陸歐洲。

chapter 10

蚊滿天下　疫病流行

少點急躁多點穩重

　　年輕時凡事要求完美，事事要有進度，日日要有成果，效率是至上指標，求好求快是黃金標準法則。論文一篇一篇出，計畫一件一件來，合作一個一個接，學生與助理四方來，研究實驗室規模一天一天大，儼然成為感染與免疫研究的小王國。學術研究圈裡很現實，連續三、五年若沒有像樣的論文發表，學術表現就無法被肯定，研究能力會被質疑，研究計畫可能就會隨風而去。沒有研究計畫，意味著沒有研究生，也不可能有論文發表，沒有論文著作，申請研究計畫更難過關，如此惡性循環，等於宣告學術生命的死亡，這對大學老師真是情何以堪。

　　記得當年還在英國唸書時，英國學術界有些潛規則，三十五歲前若沒有展現出研究潛能，基本上，就不用想在學術界研究圈裡廝殺。而四十五歲以後才要申請教授升等，也困難重重，因為年齡太大，已無變成大師級的潛力。一個學校要升等一個教授，最大的考量是這個教授具有明日之星的光環，可以在他的領域再風騷領導二十年（如果六十五歲退休的話）。這些潛規則沒有白紙黑字，卻是英國學術界的共識，不是時間到年資夠，人人有獎，都可以當教授。因此，在一流的學府任教，若哪一天申請不到研究計畫經費補助，自己就要有自知之明，打包捲舖蓋自己離開，不會等到學校開會評審通知走人。臺灣還算有人情味，凡事必須符合三級三審（從系所經院到校），被列入觀察名單示警後還有補救機會，就算落到尾巴3%必須走人，也可以申訴。有些學校，要請走一個老師還得大打官司，弄得灰頭土臉，真是請神容

易，送神難。這幾年，許多學校礙於財力困難及種種考慮，流行一種美其名的專案教師聘用制度，若要化身變成專任，除了努力更努力外，還得碰運氣，等專任缺空出來。

讀者請注意，不要以為那些徒子徒孫滿堂的研究實驗室，就可以樂在其中做研究，令人羨慕。在風風光光的表象下，蘊藏著無比的壓力與焦慮，家大業大，有多少期待，就有多少包袱，星期假日研究實驗室加班不打烊已是學界的常態。這種心酸這種生活品質你可曾知道？賠了健康，甚至失去生命，無語問青天，究竟是在尋找甚麼？

來到聖多美，從實驗室到田野，從理論到實務，這裡的人真悠閒，你要快他可不急，凡事都可以論斤稱兩跟你慢慢聊。非洲時間最大的特色就是不確定感（uncertain）特別嚴重，講好的開會時間，要等一、兩個鐘頭後才會有人出現，請不要大驚小怪；說好什麼時候開始的工作進度，延誤一、兩個月不痛不癢，也不要認為麻木不仁。不要用臺灣的標準看待這裡，否則，不是悶出氣來。就是急出病來。如此一來，如同在臺灣研究實驗室一樣神經緊繃，魂歸異鄉，也沒人弔念你。這裡信奉的生活準則是：信任上帝，不要急，輕鬆點（Fe-em-Deus，Leve，Leve 葡語）。我想也是，修身又養性，自在又快活，雖然我一直搞不清楚天主教與基督教有何差別。

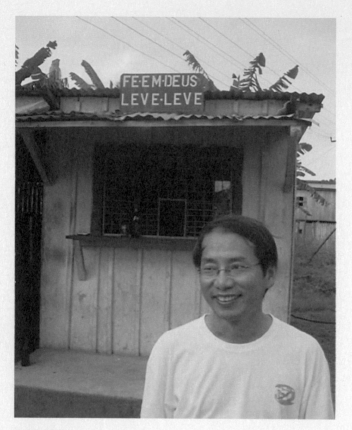

凡事要慢半拍。

史懷哲知道也難過

　　臺灣發展醫療外交開始於上個世紀九零年代末期，最初幾乎全由軍醫支援派遣（軍人以服從命令為天職），短則一年，長則數年。非洲醫療服務在全盛時期，邦交國如賴比瑞亞、幾內亞比索、查得、馬拉威、史瓦濟蘭、布吉納法索、聖多美普林西比等國均有醫療團長駐。醫療團規模，成員少則五員，多則十人以上。千禧年以後，軍醫慢慢退出，逐漸由民間接手。現在只剩下上述後面三國。非洲疾病以熱帶病為主，臺灣的醫學院，長期以來就不重視熱帶醫學，派駐非洲的醫師在臺灣雖然接受很好的現代醫學教育，但幾乎沒有接受過熱帶醫學訓練。在我巡迴非洲訪視各醫療團中，派駐非洲某國的世界衛生組織官員私底下跟我說臺灣來的醫師素質很高，但在非洲不會看病，一語道出我的隱憂。他舉例說臺灣醫師不會診治瘧疾病人，例如：對一位發燒黃疸貧血的小孩，第一時間要考慮的就是瘧疾，應馬上做血液抹片檢查並盡快給予抗瘧藥物治療，而非給病人照 X 片及抽血做生化檢查分析。此外，治療重症瘧疾或會嘔吐的瘧疾病人，必須以注射方式給予抗瘧藥物，不能給口服抗瘧藥物，否則病情惡化，死亡風險會大為增加。他給我一些建議，包括選派有志者到歐洲或泰國參加短期課程學習熱帶醫學。當年我在給國防部軍醫局的報告中強烈推薦這個好的建議，但終究沒有下文。

　　由民間招募的醫療團，團員良莠不齊（十幾年前，有意願前往非洲行醫者不多），每個人來非洲服務的動機與目的，都有其不為人知的故事。有些是單純因待遇好才簽約到非洲

打混數饅頭過日子，反正在非洲也是英雄無用武之地，濫竽充數，還能贏得犧牲奉獻的美譽。

十幾年前，我曾在訪視某醫療團時，親眼看到有些團員常為了一些芝麻蒜皮小事爭執，往往一言不合，干戈動怒。竟然在用餐時，在當地黑人眾目睽睽下大打出手。有些小至五人的醫療團竟可以分成一幫兩派，搞鬥爭分化比三國演義還精彩。這些遠離家鄉的醫師或鄉愁或鬱悶，有些明顯的是心智不成熟，適應不良，沒有適當的娛樂疏發憂鬱的情緒，就會為小事而抓狂。在那個年代，醫療團每天主要的工作就是只有早上一個門診，下午休診睡覺（炎熱沒地方去），晚上涼爽又已睡飽，當然就只有打麻將消磨時間了。因此，有個流傳的笑話：「早上看門診，下午睡午覺，晚上打麻將」，讓人以為非洲醫療團多好混。

醫療團最窩囊的事莫過於團員分成兩個派系的大鬥爭，駐地大使館秘書有時也會加入攪局。有些醫療團團長非常擅長官場文化的迎逢拍馬，凡事只要討好大使及秘書，一切就能搞定。就是有團長敢明的講或者暗著說，要替代役男選邊站，揚言：「選錯邊會死得很慘」。識實務者為俊傑，替代役男也不是省油的燈，西瓜靠大邊是常識。剛畢業，專業還沒入門，阿諛奉承跟著學，掉入污穢大染缸，搖旗吶喊充當打手，諂媚鬥爭樣樣行。難怪國外有研究報告指出，到非洲服務待久了，都須找精神科醫師諮商。

在替代役男醫生中，不乏有抱負者，嚮往未來能當無疆界醫師，希望能為資源貧乏的第三世界貢獻棉薄之力。但有些則抱著過客的心態，即使有機會來到非洲服務，也不想把握機會學習，以為非洲落後，沒甚麼好學的，但又挾著莫名

的優越感，好像到非洲服務就有史懷哲的光環，讓他人以為在非洲行醫有多偉大。不到一年短暫的體驗，粗淺的觀察，就可以出書大談其心歷路程，然內容多屬流水帳之敘述，看不到感人的省思或啟發。這一類膚淺札記充斥市場，反映出急功近利背後的精神空虛與貧乏。

上個世紀七〇年代，我們的長輩也許會對無病呻吟之作說：「少年不識愁強說愁」，現在我們只能感慨時下遊記之幼稚與浮躁，學問不求甚解，一知半解，就大放厥詞，甚至胡言亂語。在臉書或部落格的加持下，以為敢秀就能出名，把虛假庸俗當潛力發揮。難怪現今要讀到有深度的作品已是鳳毛麟角。

無意中發現有位待過聖多美的替代役男，出書《西非黑島》大談其非洲經驗，殊不知其書名已充滿種族歧視，還大言不慚闡述他似懂非懂的「瘧疾」，把世界衛生組織提倡的「擊退瘧疾」（Roll Back Malaria）翻譯為「迴歸式瘧疾撲滅」，並加以批判。從其翻譯專有名詞之謬誤，就知道他根本沒有將原義弄清楚，連上網查資料最簡單的基本功夫都懶得做，無知又要裝懂，荒謬無比。

海外見聞本在擴展視野，但有些人的狹隘心態，就是跳脫不出島民思維。從臺灣到聖多美，從聖多美回到臺灣，大島看小島，小島望大島，人文素養不夠，就算把地球多繞幾圈，還是井底之蛙以管窺天。就算帶學生到西非加彭尋根走透透，我們長者若沒有給年輕人留下好的風範，立下標竿，反而處處只為沽名釣譽，史懷哲地下若有知，也會感嘆時代真的不一樣了。

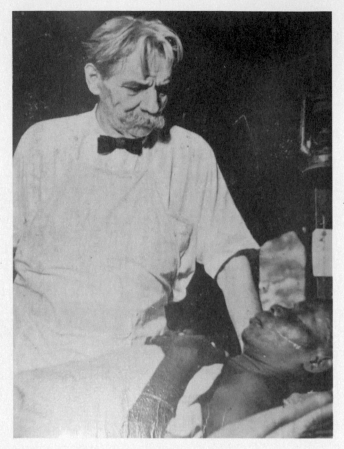

非洲之父──史懷哲（Albert Schweitzer 1875-1965）。

白色巨塔外的省思

　　在還沒有去非洲協助聖多美執行瘧疾防治工作前，幾乎是以醫學實驗室為家，所專注的不外乎是傳染病免疫致病機轉的探討，舉著主流醫學的理論大旗，高唱細胞訊息傳遞的假說，試圖闡明複雜的（有時連自己都說不清）分子醫學機制，彷彿走在時代醫學的前端，念茲在茲的是如何將瞎子摸象的研究成果發表在高水準的醫學期刊，在乎所發表論文的科學引用指數（SCI）影響因子（impact fator）高低排名，這是評估科學研究與學術實力是否頂尖的指標。由於政府學術研究計畫經費補助有限，想瓜分這塊大餅，大家就必須卯足全力，廢寢忘食，督促學生與助理夙夜匪懈，提升團隊研究實力，才有機會進入研究俱樂部，才能升等獲獎。如此，週而復始，也許一年又一年後，終於有機會學而優則仕。

　　一但當官，官大學問更大，擁有資源更是源源不斷，學霸一方，以天下為己任，問心無愧，簡直與中國古代科舉士大夫無異。雖然，孫逸仙先生早在民國初年就告戒國人要做大事不要做大官。還勉勵他自己以身作則，上醫醫國（是革命不是叛國），下醫醫人。諷刺的是，二十一世紀的今天，上醫無處尋，下醫普天下，白色巨塔裡的內鬥亂象其實就是現今社會的縮影，爾虞我詐不足為外人道爾。我的老師有感而發，語重心長的說要做大事就要先做大官，真是醍醐灌頂，一針見血。換言之，你我布衣之卿，永無出頭之日。問題是，許多當大官者，尸位素餐，作不了大事，還自我感覺良好。自從最高領導者面對批評或抗議時，開口閉口就虛心接受指教，已為官員們樹立了自我感覺良好的好榜樣，奈我如何的標準反應。當社會許多弊端浮現時，儘管民意沸騰，當權者

的心態卻只求大事化小事，毫無浴火重生，脫胎換骨的決心。軍中作奸犯科者可以形成牢不可破的共犯結構，還理直氣壯瞎辦，在位者無能也沒有勇氣改革，就以於法無據推脫。但當權者眷戀權位時，就舉著大是大非的道德旗幟，赤裸裸地將權力鬥爭搬上檯面，不顧百姓死活，社會誠信盡失。年青的一代耳濡目染，請問我們如何告訴年輕的學子，心中衡量社會價值觀那一把尺要放在哪裡？

　　自我感覺良好是人性的本能，是天生的自我中心對自我的欺騙，也是最原始的生存之道，是一種逃避責任最廉價的自我防衛機制。在某一層次，掌權者自我感覺良好其實是權力傲慢與心靈腐敗的反射，雖與學歷高低無關，但高學歷者，有此傾向者為害愈大。人類的進化，就是要能反省，以同理心思考別人的問題。蘇格拉底告訴弟子：沒有經過反省的人生，生命是沒有義意的。這一點，我們許多人比非洲黑人還不如。

　　到了聖多美以後，才發現過去自己的成就（如果有的話）是那麼空洞無物，在他鄉異邦的任務，所面對的問題已不是單純的學術專業考量，而是如何在大環境中取得務實與務虛的微妙平衡。外交的思維遠比專業的能力來得重要，這是某大使赤裸裸的逆耳忠言；生存之道的秘訣是要忙故作推石狀，不要把自己當真，這是某資深秘書授予的告誡。在那一段煎熬的歲月裡，看是平靜的外表，卻是內心紛攘痛苦掙扎，幾度一心求去，然人生的旅途注定情繫聖多美，緣份未了，終究必須在非洲留下歷史的足跡。

　　人生只有一個二十年的青春，就我而言，這二十年的歲月就在進進出出非洲中不知不覺地過去。猛然回想，才赫然

發現就像昨日那樣清晰,只是留下太多的記憶與感傷,無法一一記錄。人如蚊子,終要回歸塵土,然究竟可以留下些甚麼可以生生不息。一甲子的生命,從學習、摸索到成熟,每個階段都要二十年,如果還有個二十年,希望那是個自在的二十年,在生命的寬容,回到寧靜與平和。

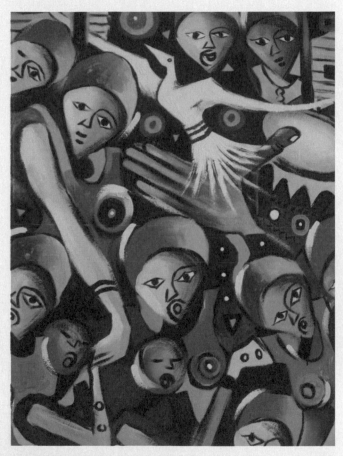

生命的吶喊。

蚊子的傳染病摘要

蚊種雖多，蚊子媒介疾病之傳播大抵有三大家族，即瘧蚊、斑蚊、與家蚊。這三大家族外觀各有特色，不難鑑別。

瘧疾

疾病	瘧疾（malaria）
病媒	非洲：岡比亞瘧蚊（*Anopheles gambiae*） 臺灣：矮小瘧蚊（*Anopheles minimus*）
致病原	惡性瘧原蟲（*Plasmodium falciparum*） 間日瘧原蟲（*Plasmodium vivax*） 卵圓瘧原蟲（*Plasmodium ovale*） 三日瘧原蟲（*Plasmodium malariae*） 諾氏瘧原蟲（*Plasmodium knowlesi*）
流行區域	熱帶非洲／中東／印度／中南半島／中國／南太平洋島國／中南美洲
感染方式	感染性瘧蚊夜間叮咬吸血
潛伏期	一至四星期或三個月至一年（依瘧原蟲品種）
臨床徵候	初期非特異性（發燒、頭痛、噁心、嘔吐、黃疸、倦怠）。 重症者多重器官衰竭甚至死亡。
治療	輕症：口服 ACT。 重症：先注射 quinine 或青蒿素再口服。
個人防護	口服抗瘧藥物預防（Malarone 或 Doxycycline）。 穿著淺色長袖衣褲或除蟲菊經處理過之防蚊蟲衣褲。 使用蚊蟲驅避劑（含 DEET 或 Picaridin）。 居家紗窗紗門／長效含藥窗門簾（long-lasting insecticide-treated curtains）。 夜間睡覺時使用長效含藥蚊帳（long-lasting insecticide-treated nets）。

登革熱

疾病	登革熱（dengue fever）/ 斷骨熱 / 天狗熱
病媒	埃及斑蚊（*Aedes aegypti*） 白線斑蚊（*Aedes albopictus*）
致病原	登革病毒一至四型
流行區域	廣泛分佈於北緯 25 度與南緯 25 度間的亞熱帶地區
感染方式	感染性斑蚊白天叮咬吸血
潛伏期	二至十五天
臨床徵候	典型登革熱：高燒、惡寒、皮膚出疹併有四肢痠痛、肌肉痛、前額頭痛及後眼窩痛等。 出血性登革熱：除上述症狀外，會有腸胃道出血、子宮出血、血尿和恢復期出疹等。
治療	支持療法
個人防護	穿著長袖衣褲或除蟲菊經處理過之防蚊蟲衣褲。 使用蚊蟲驅避劑（含 DEET 或 picaridin）。 居家紗窗紗門 / 長效含藥窗門簾。

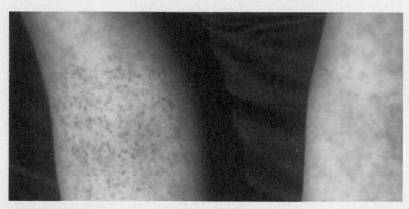

登革熱病人發病後第四至七天，皮膚出現疹子（斑狀丘疹），先從手腳開始，進而擴散至軀幹。

屈公熱

疾病	屈公熱（Chikungunya fever）
病媒	埃及斑蚊（*Aedes aegypti*） 白線斑蚊（*Aedes albopictus*）
致病原	屈公病毒（Chikungunya virus）
流行區域	廣泛分佈於北緯25度與南緯25度間的亞熱帶地區。
感染方式	感染性斑蚊白天叮咬吸血
潛伏期	一至十二天，平均約二至四天。
臨床徵候	發燒，皮疹，關節疼痛（屈公熱關節疼痛可持續數週，登革熱則否）
治療	支持療法
個人防護	穿著長袖衣褲或除蟲菊經處理過之防蚊蟲衣褲。 使用蚊蟲驅避劑（含 DEET 或 picaridin）。 居家紗窗紗門／長效含藥窗門簾。

黃熱病

疾病	黃熱病（yellow fever）
病媒	埃及斑蚊（*Aedes aegypti*）
致病原	黃熱病毒（yellow fever virus）
流行區域	非洲／中南美洲
感染方式	感染性斑蚊白天叮咬吸血
潛伏期	三至六天
臨床徵候	初期：發燒及、冷顫、頭痛、背痛、全身肌肉痛、虛脫、噁心、嘔吐。 病程短且快速惡化為危險期：出血徵候如流鼻血、牙齦出血、吐血及黑便，肝腎衰竭，甚至死亡。
治療	支持療法
個人防護	接種黃熱病疫苗（一劑有效保護長達十年）。 穿著長袖衣褲或除蟲菊經處理過之防蚊蟲衣褲。 使用蚊蟲驅避劑（含 DEET 或 picaridin）。 居家紗窗紗門／長效含藥窗門簾。

日本腦炎

疾病	日本腦炎（Japanese encephalitis）
病媒	三斑家蚊（*Culex tritaeniorhynchus*） 環蚊家蚊（*Culex annulus*）
致病原	日本腦炎病毒（Japanese encephalitis virus）
流行區域	亞洲
感染方式	感染性家蚊夜間叮咬吸血
潛伏期	四至十四天
臨床徵候	初期：嗜睡、發燒、嘔心、頭痛、腹痛等症狀。 重症：意識模糊、抽搐、情緒激動、顱神經麻痺、肌肉無力、震顫、昏迷等。
治療	支持療法
個人防護	接種日本腦炎疫苗。 穿著長袖衣褲或除蟲菊經處理過之防蚊蟲衣褲。 使用蚊蟲驅避劑（含 DEET 或 picaridin）。 居家紗窗紗門／長效含藥窗門簾。

西尼羅病毒腦炎

疾病	西尼羅病毒腦炎（West Nile virus encephalitis）
病媒	主要為尖音家蚊（*Culex pipiens*）
致病原	西尼羅病毒（West Nile virus）
流行區域	非洲／中東／北美
感染方式	感染性家蚊夜間叮咬吸血
潛伏期	二至十四天
臨床徵候	初期：類似感冒之非特異性症狀（高燒、頭痛、倦怠、肌肉酸痛、軀幹皮疹、淋巴腺腫大或腸胃道症狀）。 重症：神智改變、昏睡且伴隨大腦機能障礙
治療	支持療法
個人防護	穿著長袖衣褲或除蟲菊經處理過之防蚊蟲衣褲。 使用蚊蟲驅避劑（含 DEET 或 picaridin）。 居家紗窗紗門／長效含藥窗門簾。

淋巴絲蟲病

疾病	淋巴絲蟲病（lymphatic filariasis）/ 象皮病（elephantiasis）
病媒	瘧蚊、熱帶家蚊（*Culex quinquefasciatus*）
致病原	班氏血絲蟲（*Wuchereria bancrofti*）
流行區域	西非／中非／東南亞
感染方式	感染性家蚊夜間叮咬吸血
潛伏期	十至十二個月
臨床徵候	發燒、淋巴腺炎及四肢和陰囊腫脹
治療	Abendazole ＋ ivermectin Diethylcarbamazine ＋ albendazole
個人防護	穿著長袖衣褲或除蟲菊經處理過之防蚊蟲衣褲。 使用蚊蟲驅避劑（含 DEET 或 picaridin）。 居家紗窗紗門／長效含藥窗門簾。 夜間睡覺時使用長效含藥蚊帳。

犬心絲蟲病

疾病	犬心絲蟲病（dirofilariasis）
病媒	家蚊／斑蚊
致病原	犬心絲蟲（*Dirofilaria immitis*）
流行區域	全球性
感染方式	感染性家蚊夜間叮咬吸血（感染人之病例罕見）。
潛伏期	六個月
臨床徵候	多無症狀。 胸部 X 光可見錢幣狀病灶。
治療	可自癒鈣化。
個人防護	貓狗等寵物定期投藥殺蟲。 穿著長袖衣褲或除蟲菊經處理過之防蚊蟲衣褲。 使用蚊蟲驅避劑（含 DEET 或 picaridin）。 居家紗窗紗門／長效含藥窗門簾。

小黑蚊皮膚炎

疾病	小黑蚊皮膚炎
病媒	臺灣鋏蠓（*Forcipomyia taiwana*）
致病原	無（小黑蚊唾液抗原）
流行區域	臺灣／中國東南沿海
感染方式	白天叮咬吸血（雌）
潛伏期	立即發生
臨床徵候	皮膚紅腫搔癢
治療	症狀療法
個人防護	穿著長袖衣褲或除蟲菊經處理過之防蚊蟲衣褲。 使用蚊蟲驅避劑（含 DEET 或 picaridin）。 居家紗窗紗門／長效含藥窗門簾。

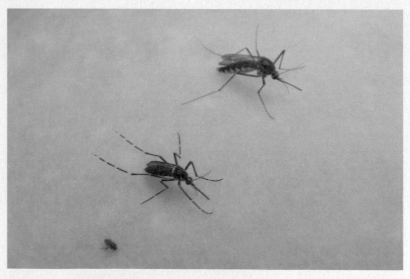

小黑蚊與埃及斑蚊白腹叢蚊大小比較：臺灣鋏蠓俗稱小黑蚊（左下），並不是蚊子，體積約只有蚊子的十分之一。是典型的朝九晚五上班族，白天吸血，雖不會傳染疾病，但可引發強烈的皮膚過敏反應，奇癢無比。

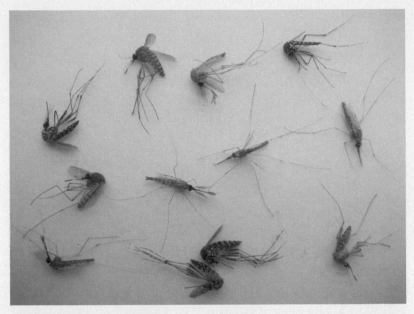

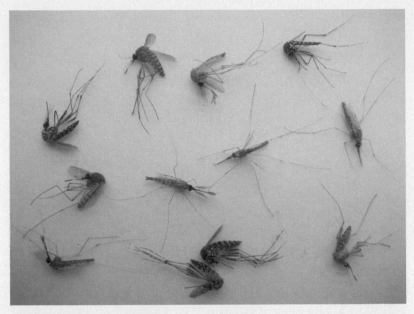

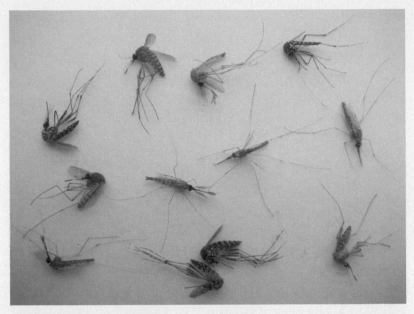

猜猜看你答對幾隻蚊子？依順時鐘方向，12 點鐘為熱帶家蚊，1 點鐘為埃及斑蚊，3 點鐘為甘比亞瘧蚊，4 點鐘為熱帶家蚊，6 點鐘兩隻均為埃及斑蚊，8 點鐘為甘比亞瘧蚊，9 點鐘為熱帶家蚊，10 點鐘為埃及斑蚊，11 點鐘為熱帶家蚊，中間兩隻為甘比亞瘧蚊。

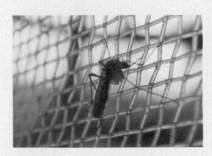

這是哪一種蚊子？你會區分雌雄嗎？
答：雌家蚊。

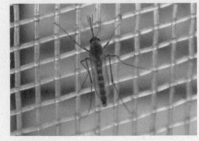

這是哪一種蚊子？你會區分雌雄嗎？
答：雄家蚊。

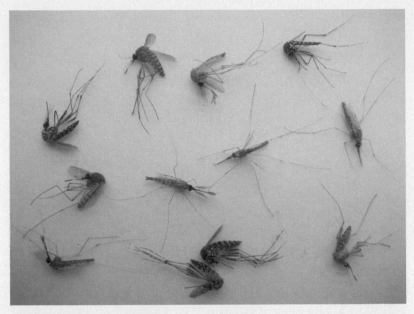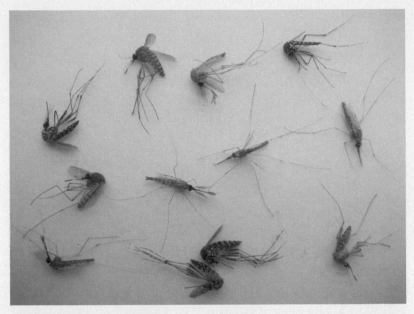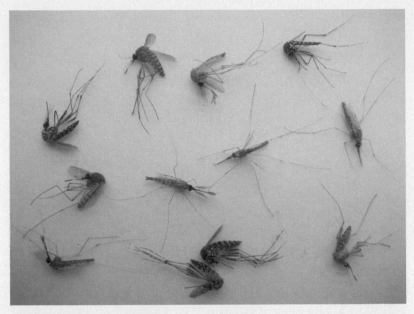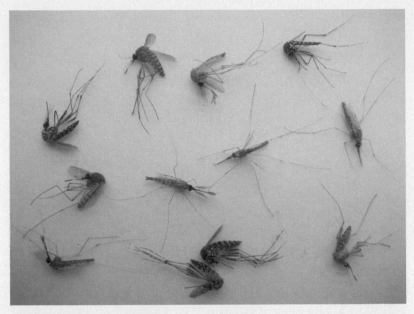

蚊子與我　邂逅非洲

　　或許是職業敏感症，每次前往第三世界，無論是開會、義診、考察、或旅遊，自己不僅會中規中矩地注意兩件事情，而且也提醒同行同事不可掉以輕心：食物（水）與病媒傳染病。前者之預防比較簡單，只要克制力夠，應該不是問題。後者之防範則像犯小人，敵暗我明，防不勝防。尤其是我的體質是蚊蟲的至親至愛，一切符合蚊子叮咬條件的優點，我都具備。每次出遠門，我都有心理準備，有機會帶個瘧疾回來當教學經驗。二十多年過去了，進出瘧疾疫區不下百餘次，且曾在聖多美普林西比駐地兩年多執行抗瘧計畫，不僅沒拉過肚子，瘧疾也遠離我。讓我這個在醫學院教熱帶傳染病三十多年的老師，有點慚愧，總是講同事及朋友與瘧疾死神搏鬥的情形，卻從未能道出自己親身罹患瘧疾的感受。許多人問我是怎麼做到的，其實根本沒有什麼良方秘笈，三件預防措施必須準備而已：服用瘧疾預防藥物、使用蚊蟲驅避劑及晚上睡覺掛長效含藥蚊帳。

　　非洲經驗讓我對蚊子愛恨交織，過去對它是不屑一顧，認為防蚊、捕蚊在醫學科學領域只不過是雕蟲小技的玩意。現在視它為無價之寶，深信驅蚊、抗蚊在生命科學應用一定會有舉足輕重的貢獻，大有相見恨晚之惜。

　　就防蚊驅蚊捕蚊抗蚊而言，坊間有太多的道聽塗說，經不起實證醫學的檢驗。網路世代的崛起，讓許多以訛傳訛的謠言大行其道。雖然有些學者或業者都有心在這個領域做出貢獻，然大多測試檢驗都未能遵守世界衛生組織的準則，也不符合世

界衛生組織的規範。大眾對植物精油防蚊、驅蚊的迷思，在天真無知與商業利益下推波助瀾，對安全有效的防蚊驅蚊產品反而敬而遠之。大家對黑心食品都會提高警覺，卻對一堆黑心防蚊液充斥市面，視而不見，甚至不在乎把自己當小白鼠。藝人的推薦，學者的背書，甜言蜜語想當然耳的廣告，謊言說多講久了，乞丐趕廟公，真是劣幣驅逐良幣，莫此為甚。這是激發我道出真相的動力與出版這本書的原因。

　　我與蚊子邂逅於非洲，也結緣在非洲。這些年來，有機會培育蚊子，觀察蚊子，從與蚊子互動的點點滴滴中領悟生命的韌性與永恆。從外交的接觸，國際合作的參與，看盡了某些駐外人員的惡行惡狀以及政客的無恥嘴臉，有時只能無語問青天。人生的成敗得失，於我如浮雲，但求心安而已。

　　從蚊子思考疾病，從旅行透視人生，雖然浮光掠影，但也因生活中的喜怒哀樂，生命中的悲歡離合，讓我感受在生老病死無常的人生中，可以捕捉一些美好的回憶，藉這個機會與大家分享一些故事。

蕭孟芳

寫於二〇一三年中秋

249

參考文獻

1. Altizer S, Ostfeld RS, Johnson PTJ, Kutz S and Harvell CD (2013). **Climate change and infectious diseases: from evidence to a predictive framework.** Science 341(6145):514-519.

2. Barnard DR (2005). **Biological assay methods for mosquito repellents.** J Am Mosq Control Assoc 21(4) S:12-16.

3. Biessmann H, Andronopoulou E, Biessmann MR, Douris V, Dimitratos SD, Eliopoulos E, Guerin PM, Iatrou K, et al. (2010). **The *Anopheles gambiae* odorant binding protein 1 (AgamOBP1) mediates indole recognition in the antennae of female mosquitoes.** PLoS ONE 5(3): e9471.

4. Chen YH, Lee MF, Lan JL, Chen CS, Wang HL, Hwang GY and Wu CH (2005). **Hypersensitivity to *Forcipomyia taiwana* (biting midge): clinical analysis and identification of major For t 1, For t 2 and For t 3 allergens.** Allergy 60(12):1518-1523.

5. Cohen JM, Smith DL, Cotter C, Ward A, Yamey G, Sabot OJ and Moonen B (2012). **Malaria resurgence: a systematic review and assessment of its causes.** Malar J 11:122.

6. Cotter C, Sturrock HJW, Hsiang MS, Liu J, Phillips AA, Hwang J, Gueye CS, Fullman N, et al. (2013). **The changing epidemiology of malaria elimination: new strategies for new challenges.** Lancet 382:900-911.

7. Davies TGE, Field LM, Usherwood PNR and Williamson MS (2007). **DDT, pyrethrins, pyrethroids and insect sodium channels.** IUBMB Life 59(3):151-162.

8. Dondorp AM, Nosten F, Yi P, Das D, Phyo AP, Tarning J, Lwin KM, Ariey F, et al. (2009). **Artemisinin resistance in *Plasmodium falciparum* malaria.** N Engl J Med 361:455-467.

9. Eisele TP, Thwing J and Keating J (2011). **Claims about the misuse of insecticide-treated mosquito nets: are these evidence-based?** PLoS Med 8(4): e1001019.

10. Elfawal MA, Towler MJ, Reich NG, Golenbock D, Weathers PJ and Rich SM (2012). **Dried whole plant *Artemisia annua* as an antimalarial therapy.** PLoS ONE 7(12):e52746.

11. GeneWatch UK (2012). **Oxitec's genetically modified mosquitoes: ongoing concerns.** GeneWatch UK Briefing.

12. Goncalves L, Subtil A, de Oliveira MR, do Rosa´rio V, Lee PW and Shaio

MF (2012). **Bayesian latent class models in malaria diagnosis.** PLoS ONE 7(7): e40633.

13. Guzman MG, Halstead SB, Artsob H, Buchy P, Farrar J, Gubler DJ, Hunsperger E, Kroeger A, et al. (2010). **Dengue: a continuing global threat.** Nature Reviews Microbiol S7-16.

14. Le Flohic G, Porphyre V, Barbazan P and Gonzalez JP (2013). **Review of climate, landscape, and viral genetics as drivers of the Japanese encephalitis virus ecology.** PLoS Negl Trop Dis 7(9): e2208.

15. Lee KS, Divis PCS, Zakaria SK, Matusop A, Julin RA, Conway DJ, Cox-Singh J and Singh B (2011). *Plasmodium knowlesi*: **reservoir hosts and tracking the emergence in humans and macaques.** PLoS Pathog 7(4): e1002015.

16. Lee PW, Liu CT, Rampao HS, do Rosario VE and Shaio MF (2010). **Pre-elimination of malaria on the island of Príncipe.** Malar J 9:26.

17. Lee PW, Liu CT, do Rosario VE, de Sousa B, Rampao HS, and Shaio MF (2010). **Potential threat of malaria epidemics in a low transmission area, as exemplified by São Tomé and Príncipe.** Malar J 9:264.

18. Lee PW, Ji DD, Liu CT, Rampao HS, do Rosario VE, Lin IF and Shaio MF (2012). **Application of loop-mediated isothermal amplification for malaria diagnosis during a follow-up study in São Tomé.** Malar J 11:408.

19. Maia MF and Moore SJ (2011). **Plant-based insect repellents: a review of their efficacy, development and testing.** Malar J 10(Suppl 1):S11.

20. Manda H, Shah P, Polsomboon S, Chareonviriyaphap T, Castro-Llanos F, Morrison A, Burrus RG, John P. Grieco JP, et al. (2013). **Contact irritant responses of** *Aedes aegypti* **using sublethal concentration and focal application of pyrethroid chemicals.** PLoS Negl Trop Dis 7(2): e2074.

21. McGraw EA and O'Neill SL (2013). **Vector-borne diseases: beyond insecticides: new thinking on an ancient problem.** Nature Rew Microbiol 11(3): 181-193.

22. Monath TP (2001). **Yellow fever: an update.** Lancet Infect Dis 1(1):11-20.

23. Moiroux N, Gomez MB, Pennetier C, Elanga E, Djènontin A, Chandre F, Djègbé I, Guis H, et al. (2012). **Changes in** *Anopheles funestus* **biting behavior following universal coverage of long-lasting insecticidal nets in Benin.** J Infect Dis 206 (10):1622-1629.

24. Murphy EJ, Booth JC, Davrazou F, Port AM and Jones DN (2013). **Interactions of** *Anopheles gambiae* **odorant-binding proteins with a**

human-derived repellent: implications for the mode of action of n,n-diethyl-3-methylbenzamide (DEET). J Biol Chem 2013 288(6):4475-4485.

25. Obermayr U, Ruther J, Bernier U, Rose A, and Geier M (2012). **Laboratory evaluation techniques to investigate the spatial potential of repellents for push and pull mosquito control systems.** J Med Entomol 49(6): 1387-1397.

26. Oxborough RM, Kitau J, Matowo J, Feston E, Mndeme R, Mosha FW and Rowland MW (2013). **ITN mixtures of chlorfenapyr (pyrrole) and alphacypermethrin (pyrethroid) forcontrol of pyrethroid resistant *Anopheles arabiensis* and *Culex quinquefasciatus*.** PLoS ONE 8(2): e55781.

27. Penney D, Wadsworth C, Fox G, Kennedy SL, Preziosi RF and Brown TA (2013). **Absence of ancient DNA in sub-Fossil insect inclusions preserved in 'Anthropocene' Colombian copal.** PLoS ONE 8(9): e73150.

28. Petersen LR, Brault AC and Nasci RS (2013). **West Nile virus: review of the literature.** JAMA. 310(3):308-315.

29. Ranson H, N'Guessan R, Lines J, Moiroux N, Nkuni Z and Corbel V (2011). **Pyrethroid resistance in African anopheline mosquitoes: what are the implications for malaria control?** Cell 27(2): 91-98.

30. Reimer LJ, Thomsen EK, Tisch DJ, Henry-Halldin CN, Zimmerman PA, Baea ME, Dagoro H, Susapu M, et al. (2013). **Insecticidal bed nets and filariasis transmission in Papua New Guinea.** N Engl J Med 369:745-753.

31. Schiøler KL, Samuel M and Wai KL (2009). **Vaccines for preventing Japanese encephalitis (Review).** Issue 1, The Cochrane Collaboration. John Wiley & Sons, New York.

32. Silver JB (2008). **Mosquito ecology: field sampling methods.** 3rd edition, Springer, New York.

33. Sinka ME, Bangs MJ, Manguin S, Rubio-Palis Y, Chareonviriyaphap T, Coetzee M, Mbogo CM, Hemingway J, et al. (2012). **A global map of dominant malaria vectors.** Parasites & Vectors 5:69

34. Stanczyk NM, Brookfield JFY, Field LM and Logan JG (2013). *Aedes aegypti* **mosquitoes exhibit decreased repellency by DEET following previous exposure.** PLoS ONE 8(2): e54438

35. Sutherst RW (2004). **Global change and human vulnerability to vector-borne diseases.** Clin Microbiol Rev 17(1):136-173.

36. The RTS,S Clinical Trials Partnership (2011). **First results of phase 3**

trial of RTS,S/AS01 malaria vaccine in African children. N Engl J Med 365:1863-1875.

37. Tisch DJ, Michael E and Kazura JW (2005). **Mass chemotherapy options to control lymphatic filariasis: a systematic review.** Lancet Infect Dis 2005 5(8):514-523.

38. To KKW, Wong SSY, Poon RWS, Trendell-Smith NJ, Ngan AHY, Lam JWK, Tang THC, AhChong AK, et al. (2012). **A novel** *Dirofilaria* **species causing human and canine infections in Hong Kong.** J Clin Microbiol 2012, 50(11):3534-3541.

39. Tsung SH and Liu CC (2003). **Human pulmonary dirofilariasis in Taiwan.** J Formos Med Assoc 102(1):42-45.

40. Tu Y (2011). **The discovery of artemisinin (qinghaosu) and gifts from Chinese medicine.** Nature Med 17:10

41. Verhulst NO, Andriessen R, Groenhagen U, Bukovinszkine´ Kiss G, Schulz S, Takken W, van Loon JJA, Schraa G, et al. (2010). **Differential attraction of malaria mosquitoes to volatile blends produced by human skin bacteria.** PLoS ONE 5(12): e15829.

42. World Health Organization (2009). **Guidelines for efficacy testing mosquito repellents for human skin.** WHO, Geneva.

43. World Health Organization (2011). **Roll back malaria partnership: progress and impact series.** No. 7, WHO, Geneva.

44. World Health Organization (2012). **Guidelines for testing the efficacy of insecticide products used in aircraft.** WHO, Geneva.

45. World Health Organization (2012). **Guidance framework for testing of genetically modified mosquitoes (draft).** WHO, Geneva

46. World Health Organization (2013). **Guidelines for efficacy testing of spatial repellents.** WHO, Geneva.

47. World Health Organization (2013). **Guidelines for laboratory and field-testing of long-lasting insecticidal nets.** WHO, Geneva.

48. Zhang Y, Bi P, and Hiller JE (2008). **Climate change and the transmission of vector-borne diseases: a review.** Asia Pac J Public Health. 20(1):64-76.

二魚文化　人文工程　E048

蚊之色變

作　　者　蕭孟芳
責任編輯　鄧文瑜
美術設計　費得貞
編輯主任　葉菁燕
讀者服務　詹淑真

出 版 者　二魚文化事業有限公司
　　　　　地址　106 臺北市大安區和平東路一段 121 號 3 樓之 2
　　　　　網址　www.2-fishes.com
　　　　　電話　(02)23515288
　　　　　傳真　(02)23518061
　　　　　郵政劃撥帳號　19625599
　　　　　劃撥戶名　二魚文化事業有限公司
法律顧問　林鈺雄律師事務所

總 經 銷　大和書報圖書股份有限公司
　　　　　電話　(02)89902588
　　　　　傳真　(02)22901658

製版印刷　彩峰造藝印像股份有限公司
初版一刷　二〇一三年十一月
Ｉ Ｓ Ｂ Ｎ　978-986-5813-11-6
定　　價　二九〇元

國家圖書館出版品預行編目(CIP)資料

蚊之色變 / 蕭孟芳著. -- 初版.
臺北市：二魚文化, 2013.11
256面；14.8x21公分. -- (人文工程；
E048)
ISBN 978-986-5813-11-6(平裝)

1.蚊病媒 2.蚊 3.通俗作品

412.4923　　　　　　　102020695

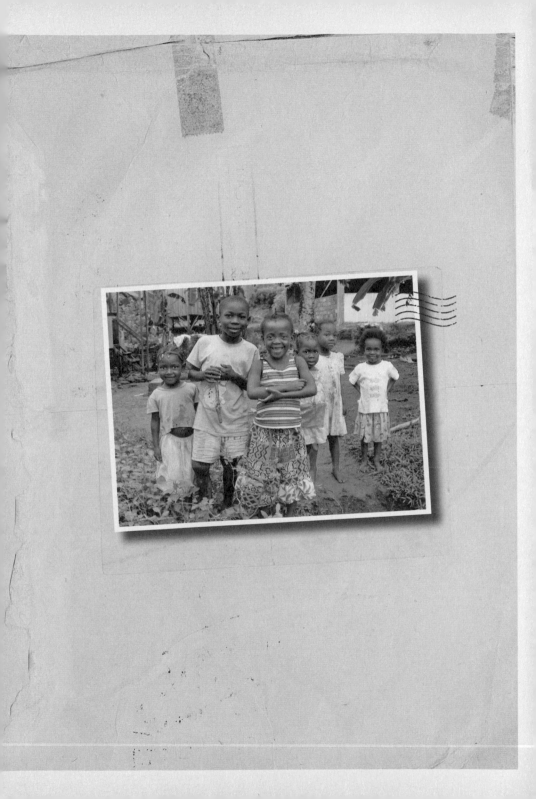

二魚文化